世界を敵に回しても、命のために闘う

ダイヤモンド・プリンセス号の真実

瀧野隆浩
Takino Takahiro

毎日新聞出版

はじめに

ダイヤモンド・プリンセス号（DP号）事件は終わっていない。

2021年1月から2月にかけて、日本全国が新型コロナウイルス（コロナ）感染症の第3波に襲われ、右往左往する政府や自治体トップの姿をテレビで見ながら、私はそう感じている。

もちろん外形的には、事件は1年前の2月3日に船が横浜港に帰港して始まり、3月1日の船長下船をもって収束したことになっている。だが、あのとき現場で対応したリーダーたちが煩悶しボロボロになりながら辛くもつかみ取った教訓のようなものは、その後、ほとんど生かされず、感染拡大の大きな波に国民は苦しみ続けている。そういう意味で事件はいまも続いている。

そもそもどんな教訓が得られたのか。誰も知らない。

乗客乗員3711人を乗せた大型クルーズ船内で起きた集団感染事件は世界中の注目を集め、政府は総力を挙げて対応した。だが、対策は後手になり、700人を超す陽性患者が出、搬送先の病院で13人が亡くなった。神戸大教授の岩田健太郎氏はユーチューブで動画を公開し、「船内はものすごく悲惨な状態で、心の底から怖いと思った」と感染対策の不備を訴えた。DP号の政府対応は完全な失敗だった。みんなそう信じている。

だがそれは真実ではない。少なくとも、真実のごく一部でしかない。

私は、神奈川県庁で患者搬送を指揮した阿南英明《あなんひであき》医師とたまたま旧知の仲だったので、事件後3カ月ほどたった6月から話を聞き始めた。彼が「戦友」と呼ぶ仲間たち、さらには病院関係者や自衛隊部隊などへの取材を重ねた。すると驚くべき事実がみえてきた。

官邸や厚労省は頑なに「検疫」の実施ばかりを求めていた。だがその指示は現場からすると的確とはいえなかった。そこで阿南をはじめ現場のリーダーたちは上からの指示に抗った。「検疫より急患の下船を優先させなければ、亡くなる人が出る」。彼らを突き動かしたのはそうした信念だった。上の指示に従わず、忖度せず、自らの判断を貫いた彼らの「思い」はきわめてシンプル、「救える命を救いたい」だった。

さらに彼らは眼前の危機に対応しつつ、コロナ禍が拡大するのを阻止しようとした。「神奈川モデル」の構築がそれだ。病院の最新情報を収集するシステムを作り、コロナ患者を専門に受け入れる病院を確保し、軽症・無症状患者は病院外で療養させる仕組みまで編み出した。そのあと第3波の襲ってきた年末になってやっと、全国で情報収集システムの不備や無症状者の自宅療養が新しい課題として語られ始めた。だとすれば、神奈川県が事件後1カ月もしない時期に新しい医療モデルを練り上げていたことは驚異的といっていい。「神奈川モデル」はどうやって構想されたか。それをたどることで、コロナに向き合うためのヒントを数多く見つけられた。

この本には阿南ら4人の現場リーダーが登場する。個人的に「DP4」と呼んでいる彼らの何が、ほかの人と違うのか。それぞれ背景は違うが、共通するのは「その現場で、自分で判断する力」だと思う。あるいは「反・役人的姿勢」といえるかもしれない。前例に固執しない。自分がやらないための言い訳を取り繕わない。多くの人の意見を取り入れ、瞬時に、いまやるべきことの優先順位を決めて動く。そんな行動様式である。

春が来て、コロナ禍の第3波はいったん収まりつつある。しかし、必ずまた次の波はやってくる。そのときも「救える命を救う」という大原則を本当に貫けるのか。わからない。だからいまのうちに、ＤＰ号事件の真実を知ってほしい。そしてＤＰ４の４人の切なる思いを共有していただきたいのである。

２０２１年２月
毎日新聞社会部専門編集委員　瀧野隆浩

※登場する人物は原則として敬称略とさせていただきます。また肩書きは２０２０年９月当時のものです。

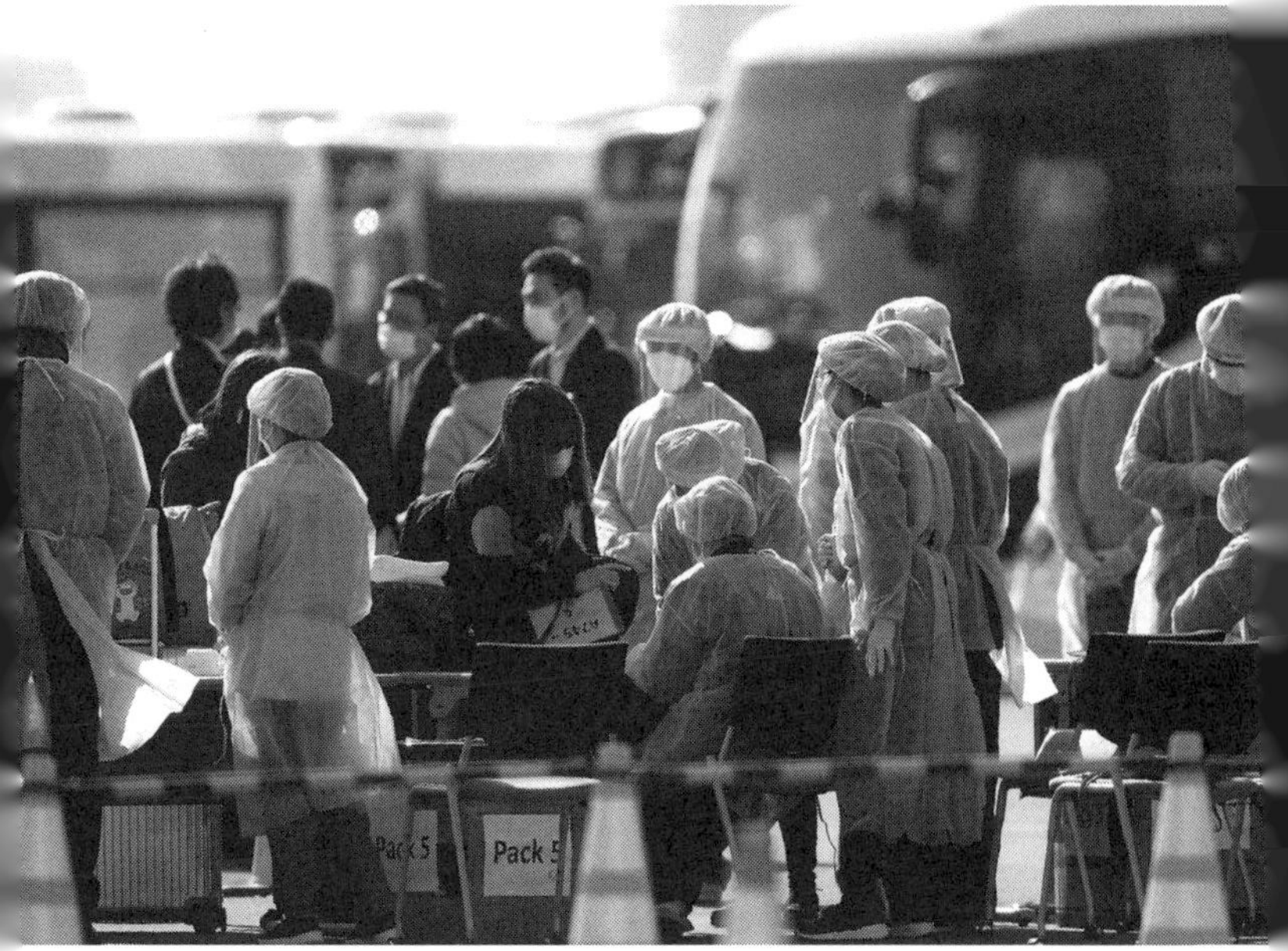

クルーズ船「ダイヤモンド・プリンセス号」から下船し、検査を受ける乗客

世界を敵に回しても、命のために闘う　ダイヤモンド・プリンセス号の真実――目次

第3章 現場VS専門家 90

第4章 祝福なき大勝利 122

写真　毎日新聞社／厚労省DMAT事務局／防衛省

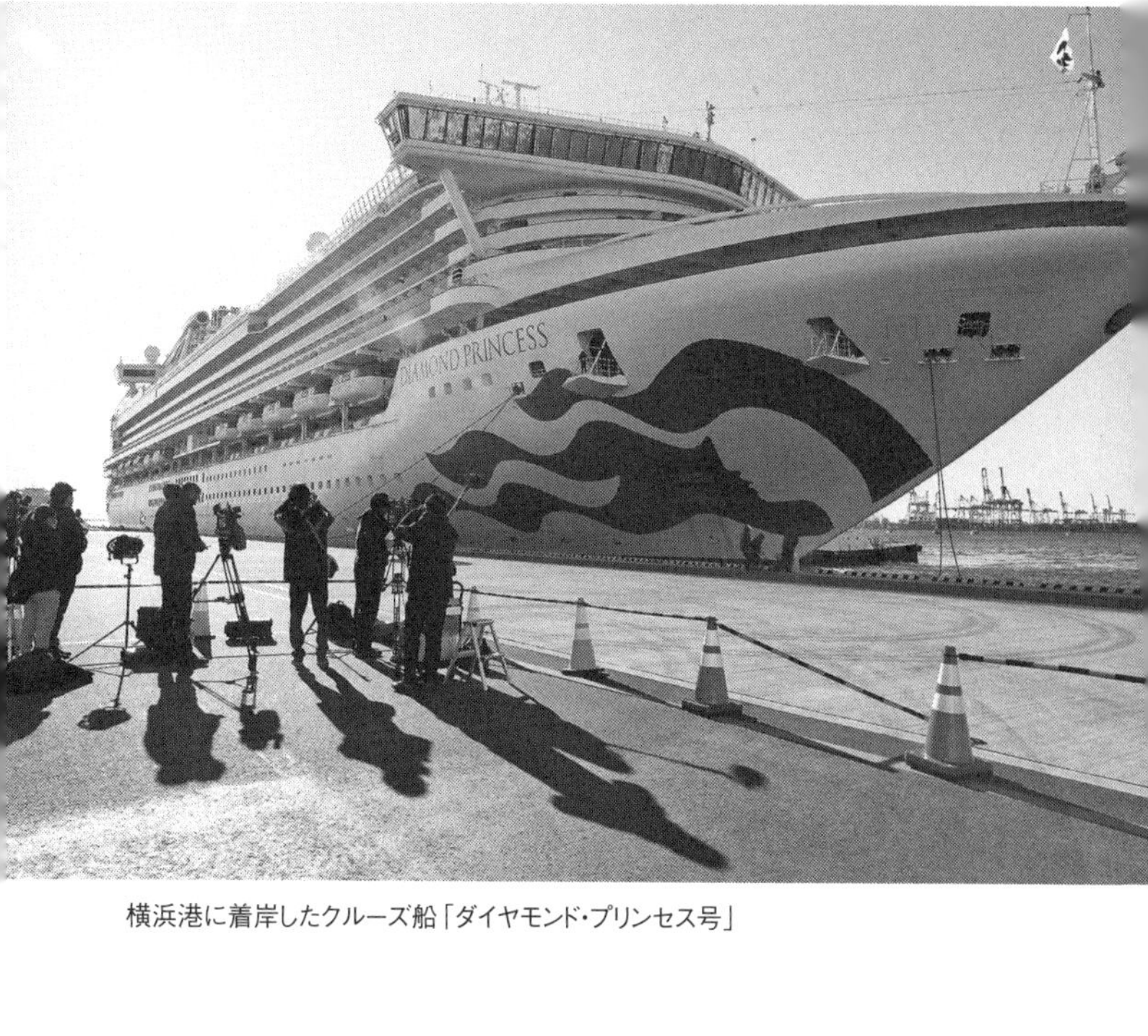

横浜港に着岸したクルーズ船「ダイヤモンド・プリンセス号」

第1章　救える命は、必ず救う

「これって、災害なのか?」

2020年2月4日、藤沢市民病院副院長の阿南英明《あなんひであき》医師が講演を終え、埼玉県所沢市のビジネスホテルにたどりつくと、時刻はもう夜10時をすぎていた。

講演が少々変わったテーマだったので、阿南はこの日のことをよく覚えている。

テロリストが市街地で化学兵器を使用した際、現場に居合わせた市民や救急隊員などの安全をどう確保するかというのが、その日の講演のテーマだった。

これは数年来、阿南が自分に課していた研究テーマだった。その成果をまとめた書籍を夏に出す予定があり、その日の講演もそれがもとで呼ばれたのだった。客席には知り合いも多く、講演後は当然のように、会場近くの居酒屋で打ち上げと称して仲間たちと歓談し、ほろ酔い機嫌でホテルへ帰ってきた。

いつもの癖で、ベッドに腰掛けるとまずテレビを点け、ニュース番組にチャンネルを合わせた。すると、地元に近い横浜港に停泊中の大型クルーズ船で、新型ウイルス感染者が多数出た、というニュースをやっていた。おりしも、中国・武漢で発生した未知のウイルスが拡散し、世界中で猛威を振るい始めていた。

クルーズ船は帰港2日目ということだったが、感染者が発見されたということは、すでに検疫が始まったのだろう。

ふーん、県庁は大変だな。と阿南は思った。

対応するのは神奈川県庁健康危機管理課で、阿南が調整本部長を務める神奈川DMAT（災害派遣医療チーム）事務局と同じ部屋、隣りあわせである。顔見知りの課長や部下たちもきっと電話にかじりついているだろう。その姿が目に浮かぶようだった。

DMATとは、大規模な災害や事故が発生したとき、都道府県知事の要請で、おおむね48時間以内に現場に駆け付ける医師、看護師、薬剤師らの医療チームのことだ。阪神・淡路大震災（1995年）の際にはこうした仕組みがなく、医療チームの現地入りが遅れた。その教訓から厚生労働省の肝いりで2005年に発足した。阿南はその設立に尽力し、DMATのことを最も知る1人でもある。

ただ、災害対応が専門の自分には関係のない出来事だと、阿南は思った。

「そろそろシャワーでも浴びて寝よう」

阿南がそう思った瞬間、マナーモードにしていたスマホが揺れた。

着信表示を見ると、「神奈川県健康危機管理課」とあった。

今はてんてこ舞いの彼らが、自分に何の用なのだろう。すぐ電話に出ると、聞き慣れた声が聞こえた。

「夜分にすみません」

感染症対策とDMATの両方を所管している副課長の声だったが、本当に申し訳なさそうだった。だが、すぐに用件が切り出される。

「ダイヤモンド・プリンセス号という客船が横浜港に停泊しているんですが……」

「うん、いまテレビで見てたよ」

「陽性患者が10名も出ちゃって、大騒ぎなんです。明日以降も続々出そうな感じでして……」

阿南は、副課長が夜遅く電話してきた意味がすぐわかった。だが、そのことには触れず、そうなんだ、と相槌を打った。副課長は続けた。

「患者受け入れ先との調整も必要ですし、明日は横浜市の消防が搬送してくれることになってはいます。でも、明後日以降の搬送は断られまして……」

阿南が黙って聞いていると、副課長は本題に入った。

「DMATをこれに使う、とかは無理ですよね……」

「うーん、さすがにすぐOKとは言えないよなあ」

感染症に対応できる病院、病床は多くない。副課長はこれから先、患者が増加した場合のことを早くも心配し始めていた。加えて現場の救急隊が搬送を断ったのなら、感染症対策の実施主体である県は搬送手段がないという現実に直面する。苦肉の策として彼が思いついたのが、部屋が同じで顔見知りでもあるDMAT調整本部長の阿南だったのだろう。阿南なら、むげに断ることはないはずだ、と。

だが阿南も「即答」はできなかった。まず彼の頭によぎったのは、

「これって、災害なのか」

——という疑問だった。

前述のとおりDMATは「大災害時」に知事の要請で出動することになっている。

今、横浜港で起きている事件は、果たして「災害」なのだろうか。

だから阿南は、よくわからない、と返事をした。

すると、その答えをまるで予期していたかのように、副課長は「ですよねー。困りました」と押し黙ってしまう。

阿南は、こういうときに黙っていられないのだ。

「相当大変なことになりそうだね。わかった、明日、朝イチで県庁に上がるよ」

電話が切れると、阿南はベッドに横たわった。その状態で、これから先のことをあれこれと考え始めたが、簡単ではないことはすぐにわかった。ただ、くよくよ考えていても仕方がない。

考えても仕方がないことは考えない。それが阿南のスタイルだった。

翌朝、阿南は藤沢市にある自分の病院には帰らず、電車を乗り継ぎ、所沢から横浜まで1時間半近くかけ、横浜港のすぐ近くにある神奈川県庁へと向かった。

何度も通った健康危機管理課のドアを開けると、そこにはいつになく陰鬱《いんうつ》な雰囲気が漂っていた。職員はみな電話にかじりつき、顔見知りの阿南が現れても、振り向く人は少なかった。

だが、このとき阿南は、すでに腹を決めていた。

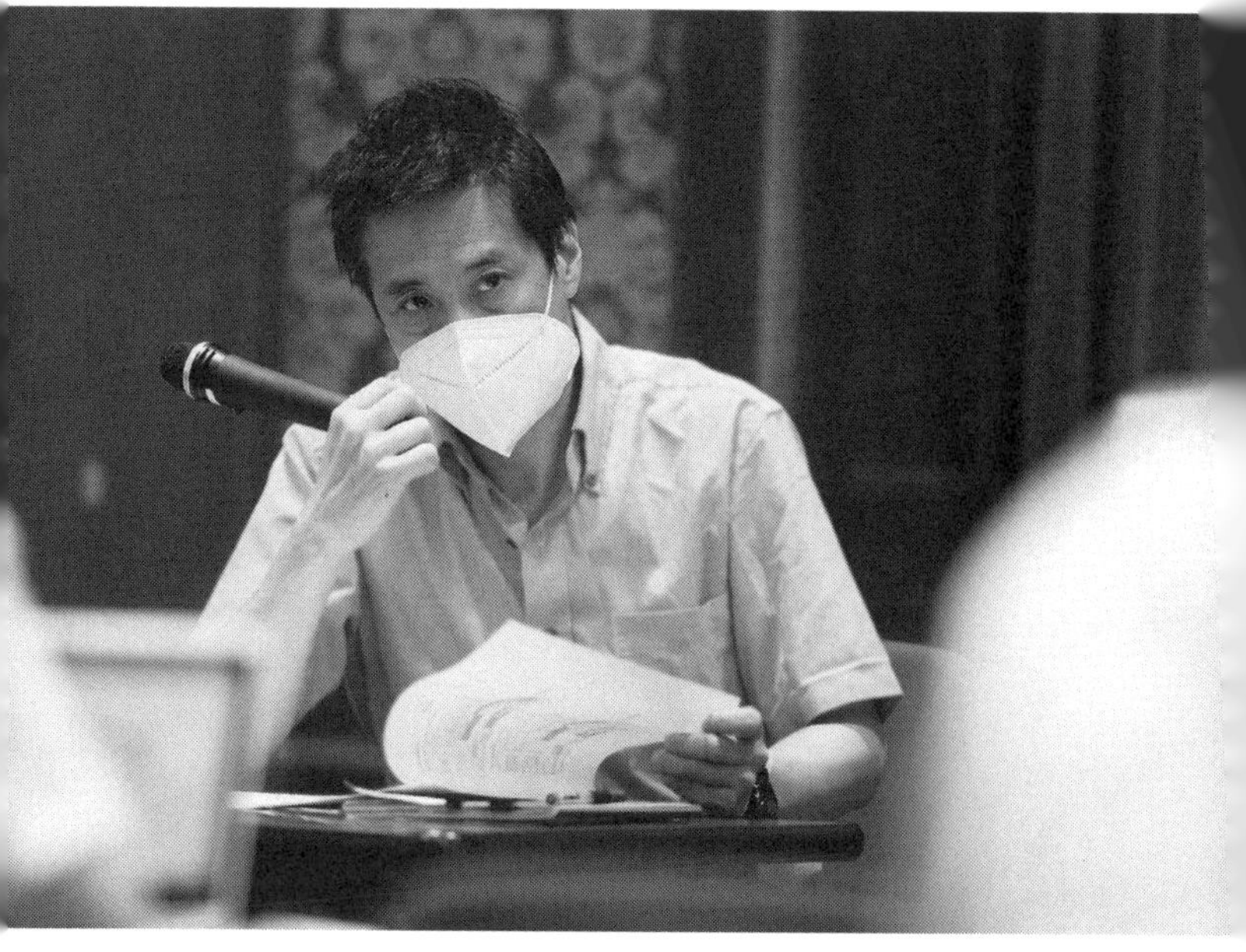

ミーティングで説明する阿南英明医師

乗客乗員すべての下船・隔離は不可能

「ダイヤモンド・プリンセス号（DP号）」はイギリスの企業が所有し、アメリカの会社とその日本支社が運航するクルーズ船だ。全長は290メートル、水面上高さ約54メートル、客室総数1330室超という大型船である。

事件発生当時は「初春の東南アジア大航海16日間」と名付けられたツアーが催行されていた。1月20日に横浜港を出港し、鹿児島、香港、ベトナムのチャンメイ、カイラン、そして台湾のジーロンを巡ったあと、2月1日に那覇に寄港、その後再び横浜に帰って来る予定だった。

当時は「豪華客船」などと報じられたこともあって、裕福な人ばかり乗っていたと思われたが、実情は異なる。比較的、お手頃な価格で船旅が楽しめるのが同船の「売り」でもあった。日本人はほぼ半数で、外国籍の人も多く乗船していた。長年コツコツと仕事を続け、人生をひと区切りした後の60歳以上の人々が、乗客の8割を占めていた。

ところがそこに「凶報」が届く。

那覇で検疫を受けたあと、横浜に向かっていたDP号に2月2日の未明、香港政府から緊急連絡が入ったのだ。

〈1月25日、香港でDP号を下船した80歳の男性客に、新型コロナウイルス感染症の陽性反応が出たことが判明した〉

驚愕の事実だった。

1月25日と言えば、もう1週間近く経過している。新型ウイルスの潜伏期間を考えれば、すでにクルーズ船内でウイルスが蔓延している可能性があった。

いや、この時点ですでに可能性というより、確定した事実と考えたほうがよかった。船という密閉空間で生活し、船内レストランでの会食や、麻雀などの娯楽を通じて、クルーズ船の乗客同士は接触し合っているし、その時間もきわめて長い。そのことを考えれば、陽性患者が多数出ていることは、この時点でまず間違いなかった。

すぐ、DP号船長、運営会社、そして厚生労働省が協議し、対応を検討。那覇の検疫は失効が宣言され、横浜港で検疫をやりなおすことが決まった。

56カ国・地域もの人々が乗り込む船の感染対策を、どこがどういう形で行うかの国際的な規則はない。それゆえ日本への入港を拒否することもできた。ただ、乗客には日本人も多く、入港拒否という選択は人道的な見地からあり得なかった。

夜間も航行し、飛ばしに飛ばして、2月3日午後8時ごろ、DP号は横浜港へたどり着いた。接岸はせず、横浜検疫所の検疫官がすぐさま船に乗り込み、臨船検疫、つまりPCR検査が始まった。3711人（乗客2666人＝うち日本人は1281人、乗員1045人）もの大規模検疫である。

検査結果の第1報は翌4日夜に出た。31人のうち10人が陽性、陽性率32・3％という衝撃の結果だった。

約3割が感染しているとなると、単純計算で1000人規模の陽性患者が出ているということだった。政府内には緊張が走った。

この結果を受け、菅義偉官房長官は急きょ、官邸に近いホテルに加藤勝信厚労相、赤羽一嘉国交相、沖田芳樹内閣危機管理官ら関係閣僚、官僚ら約20人を集め、対処方法を話し合った。

約4000人もの多国籍の人々が乗るクルーズ船で蔓延《まんえん》した新型ウイルスにどう対応するのか、全世界の注目を浴びるのは間違いなかった。日本の危機対応能力が問われている。

この当時はまだ1日二十件前後の患者しか日本国内では確認されていなかった。PCR検査数も1日数百件程度が限界だった。

政府はこの段階で、「陽性患者の下船・搬送」と「無症状の乗客乗員は隔離」という方針を確認した。また、新型インフルエンザの感染対策に携わった経験を持つ正林督章《しょうばやしとくあき》審議官をDP号へ派遣することを決めた。

ちなみに当時、国内や海外メディアから批判された点の1つに、「乗客乗員を全員下船させるべきだった」という指摘がある。なぜ、日本政府はそれをせず、船内で隔離することにしたのだろうか。

当然、政府内でも全員下船させて別の場所で隔離するという案は検討されていた。だが、調査した結果、3711人もの大人数をすぐ受け入れ得るホテル等は国内になかった。自衛隊駐屯地なども受け入れ先の候補として挙がってはいた。だが、周辺住民が反対する、という理由でこの案は採用されなかった。アメリカのように国土が広大な国、あるいは中国のように党の命令ひとつで土地収用も施設建設もすぐにできる国なら、下船して隔離することは可能だったろう。だが、日本政府として取り得る手段は「船内隔離」しかなかった。

2月5日の早朝5時、DP号へ派遣された正林審議官が船長と面会、日本政府の方針を伝えた。その後すぐ、乗客には横浜検疫所の指示として「客室内待機」の要請がなされた。

さらに「検疫・隔離が少なくとも14日間続く」ことが船内アナウンスによって告げられた。こうして、DP号の大オペレーションが開始されたのである。

国家的危機に対応する法律がない!

さて、同じく2月5日の朝、神奈川県庁に登庁した阿南である。

彼は腹を決めていた。

前述の通り、神奈川県庁としては、6日以降、DP号で発生するであろう陽性患者を病院に搬送する手段がなかった。そこで頼りにしたのが阿南の率いるDMATであった。ただ、DMATは「大災害」時に派遣されるチームで、今回の事件に彼らが出動すべきかどうか、判断が難しいところではあった。

しかし、ほかに手がないなら自分たちがやるしかない。阿南はこの時そう決めていた。DMATを派遣するには、県側から厚労省に要請するという手続きが必要である。ここで「検疫は災害か」という問題にやはり直面した。

日本は法治国家であり、行政の対応には法的根拠が必要になる。大災害や大事故のような緊急時の対応でも同様である。だが想定外の災害などが発生した場合、緊急対応組織を動かす法律がないことが問題となるケースが多々あった。

たとえば、1995年に起きた阪神・淡路大震災のケースがその典型だ。大地震発生当初、陸上自衛隊は出発の準備が整っていたものの、地元の知事からの要請がなく、災害派遣に出動することができなかった。そのことがさすがに問題となり、その後は部隊自身が判断できるよう法令が改正されたのだが、当時は「救える命が救えなかった」ことへの批判が、自衛隊に向けられたのである。

日本は国全体として危機に対処しようという意識が低いことはよく指摘されている。法律にも不備は多い。災害がこれだけ多く、個々の組織レベルでは対処に長けているのに、平時から、全体的な危機管理の仕組みづくりについて議論されることはあまりない。「危機に対処する」「立ち向かう」という意識はあまり高くない。

もちろん、先の大戦での経験から、国全体に「軍」や「軍国主義」を忌避する感情があり、自衛隊の出動は厳しく制限されてきたという事情もある。

こうした歴史的経緯は理解できないことはないが、緊急時に現実的な対応をするための法制度の議論を、平時からもっと積み上げる必要はあるだろう。

このときも阿南は、ＤＭＡＴ派遣の法的根拠を探し出すのに非常に苦労した。現実問題として、ＤＭＡＴが出動しない限り、ＤＰ号の陽性患者を搬送する手段は乏しかった。最後には、自分が腹を決めるしかない。

「検疫」を「災害」として扱うように、阿南は神奈川県の幹部を説得にかかった。早速、担当局長らを集めてもらった。みんな困り切っていて、沈鬱《ちんうつ》な表情を顔に張り付けている。その雰囲気を察した阿南は、努めて明るく、声をかけた。

「何かいい方法ありますかねぇ」

「うーん……」

「でも、患者が大勢出ますよね」

「そうですね。困りました」

「困りましたよね。何かいいアイディアありますか」

「うーん、思いつかないですね」

また重い沈黙が部屋に広がっていく。そこで阿南はたたみかけた。

「こんな状況をどういう表現しますかねぇ？」
「うーん……まるで、災害のようですね」
「ねっ、そうですよね！」

これは災害だと大勢が感じるのだから、そう認定して、宣言すればいい。災害医療として、DMAT派遣を知事が厚労省に要請すればいい、ということになった。

こうして派遣の法的根拠の問題はクリアされた。なにを悠長な、と思われるかもしれないが、日本は法治国家であり、行政が法律を破ることは決して許されないのである。

神奈川県は2月5日、PCR陽性者の搬送のため、神奈川DMATの派遣を要請した。DP号でのPCR検査はその後も続いており、陽性と判明した数は増加していた。1日目が10人、2日目も同じく10人であったので、ある厚労省の担当者は、爆発的な増加ではないと、少し気を緩めたという。

「この程度か。このまま推移していくんだな」

その淡い期待は、すぐに裏切られた。

3日目に41人もの陽性患者が報告される。さらにその3日後には65人にもなった。検査したうちの陽性者数の割合である陽性率は63・1％にまで跳ね上がった。数字が安定したと思いきや、一挙に跳ね上がる。これが感染症対策の難しいところだった。

「検疫」活動を一体誰が主体として担うのかという問題も持ち上がっていた。小規模な感染症の水際対策であれば、国の機関である検疫所が実施すれば済む。しかし、今回は、3711人もの乗客乗員を乗せた外国籍の船が相手だ。神奈川県の事情も絡む。そのため関連する機関が入り乱れることになった。

検疫を担う組織として、国の機関である横浜検疫所がある。横浜市の横浜市保健所も絡む。また新型コロナウイルス感染症は指定感染症であるため、その患者の病院への搬送は神奈川県が責任を持つ。当時、県内に用意されていた病床はわずか74床だった。

足りない専門医療機関の病床をどの機関が確保し、患者の搬送はどこがやるのか。DP号作戦の最大の難関となったのは、この患者搬送の問題だった。

よみがえる「福島」の記憶

阿南は県庁のコロナ対策本部で患者搬送を仕切り始める。一方、船内の活動を統率したのは、厚生労働省DMAT事務局（東京都立川市）の近藤久禎《ひさよし》次長だった。DP号船内の公式な対策責任者は橋本岳厚労副大臣であり、自見英子《はなこ》政務官だったが、多職種が寄り集まって活動する現場をまとめ上げるには経験が必要だった。

その点、近藤は国内外の大災害の現場を多数経験している。東日本大震災以降の大震災にはすべて関わり、指揮もしてきた。近藤は阿南より5歳年下だが、2005年に、ともにDMATの創設にかかわった盟友でもあった。仲がいいだけでなく、互いに能力を認め、尊敬し合っている。

これまでは被災地には阿南が入り、近藤は厚労省DMATの事務局にいて後方支援、派遣調整をするパターンが多かった。だが、今回は現場が阿南のいる神奈川県であり、患者搬送がもっとも困難な任務であったこともあり、いつもの立場が逆転。近藤自ら船内に入って、各機関と調整、指示を与え続けた。

ちなみに、近藤を取材でつかまえるのはなかなか難しい。つねに全国の被災地を飛び回っているからだ。それだけ全国各地で大災害が起きているということなのだろう。東京にはなかなか戻らない。2020年の夏は豪雨被害が出た熊本におり、年末には「医療崩壊」が起きているとされる北海道旭川市に派遣されていた。

近藤と会う約束をしながら、「すみません、現場ができてしまいまして……」とメールが入り、取材が延期されるということが、都合3回もあった。

どんな経緯で、近藤はDP号に関わるようになったのだろう。彼はまずこう言った。

「ダイプリ（ダイヤモンド・プリンセス号）の話が飛び込んできたとき、まず思い出したのは9年前の東日本大震災、中でも福島第1原発事故のことです。連絡を受け、『あ、あのときと同じことが起きるだろうな』と思いました」

大型クルーズ船で起きた感染症の拡大事件と、甚大な被害を出した原発事故がどんな形で結びつくというのか。さらによく聞かなければならない。彼は、9年前、自分が東北の被災地に飛んだときの話を始めるのだった。

2011年3月11日、近藤は宮城県石巻市の石巻赤十字病院に向かっていた。その日の夕方にこの病院で講演をする予定だった。この石巻赤十字病院はその後発生した大震災で大きな被害をこうむることになる。

近藤の乗る東北新幹線の車両が宇都宮をすぎ、栃木県矢板市のあたりを通過していたころ大震災が発生。車両が大きく揺れて停車、乗客は6、7時間も車両内に閉じ込められてしまう。そのあと奇跡的にタクシーを拾った近藤は、状況を把握するために福島医大へと向かった。翌日の午前2時ごろにようやく福島医大までたどり着いたものの、人手が足りていることを確認すると、今度はヘリで岩手県庁に飛んだ。

2日間はそこで派遣されるDMATの連絡調整をしていたが、いったん離れた福島のことも気になっていた。福島第1原発で爆発事故が発生していたからだ。

近藤はかつて放射線医学総合研究所（放医研、千葉市）で、被ばく医療の活動を4年ほどしていたことがある。当時、災害医療と被ばく医療の両方に通じる人材はおそらく近藤くらいだった。彼は再び、ヘリで福島県庁に飛んだ。

戦後日本の科学技術の粋を集めているはずだった原子力発電所が、巨大津波に襲われ「想定外」のメルトダウンを起こし始めてていた。

近藤はまず、住民のスクリーニングに着手した。

被ばく医療でいちばん頭を悩ませるのは風評被害である。放射能は怖い、見えないから余計に怖い。原発事故の現場では、1人、2人という単位で患者を救うというより、まず全体の風評被害をなくさなければ、余計な犠牲が出てしまう。近藤はそう信じていた。

原発周辺の住民は放射能の影響が考えられるので、「安全」を確認しないまま避難所へは入れないし、差別を受けて支援が受けられないという恐れもあった。だからまずスクリーニングを行う必要があった。対象者は最大10万人と見積もられていた。

一刻も早く、スクリーニングの体制を確立しなければならない。全国からの支援を得て、近藤はほぼ1週間で応急の体制づくりを終え、7万2000人ほどのスクリーニングを実施したのだった。

だが、同時にもうひとつの困難な問題があった。住民の避難である。

初動期には、病院に取り残された400人以上の患者をうまく搬送できず、40人が亡くなるという惨事が発生していた。

近藤が福島に舞い戻ったとき、原発に近いところにいる住民の避難はすでに終わっていると聞いていた。ところが、まだ20～30キロメートル圏内で避難していない人たちが見つかったのだ。そこは「屋内退避」になるという指定を受けていた。「屋内にいてください。

逃げなくていい」という地域である。しかし、いざ実際に避難指示が出たとき、逆に、救急隊もＤＭＡＴも支援物資運搬隊も、しばらくその地域に入れない状態になってしまった。その結果、約５００人の患者がいる病院が孤立してしまった。どうするのか。そのまま放置したら、全員が亡くなる恐れもあった。

ＤＭＡＴは当時、一旦撤退していたため、あわてて派遣を再要請させた。そうして警察や自衛隊に頼み５００人を6日かけてなんとか30キロメートル圏外にまで連れ出し、その後、放射線の検査をしたあと、隣県まで搬送した。全員無事だった。

ＤＭＡＴと警察、消防、自衛隊が協働し、５００人を救うという実績ができた。だからこそ、近藤は悔やむのである。当初からＤＭＡＴがきちんと動いていれば、最初の40人の命は救えたはずだ、と。

「あってはならないことが起きてしまったと感じます。ＤＭＡＴが初めから、即応できていたら、移動によって亡くなることはなかった。とても残念な事案でした」

ＤＰ号へ派遣されることが決まったとき、近藤の頭にまず浮かんだのは9年前のこの事件のことだった。放射能とウイルスはもちろん別物だが、「見えない恐怖」が付きまとうという点では同じである。

横浜港の現場でも、福島原発事故の周辺と同じ、隔離と、そして風評被害が起きるだろう。そして気をつけないと、偏見と差別で人が死んでいくのだ。

「救える命は、必ず救う」

近藤はそう固く心に決め、横浜港にやってきた。そして、係留された高さ50メートル超の大型クルーズ船の巨大な影を見上げたのであった。

安倍前首相の「超法規的指示」

港内に停泊していたDP号が横浜港に着岸したのは2月6日。神奈川県DMATが活動を始めたのもその日が最初だった。

DMATチームはまず県庁内に集まり、感染症対策のトレーニングを受けた。

彼らは災害医療の専門家ではあったが、未知の感染症に対する防護方法についてはわからないことが多かった。そこでまず専門家から個人用防護具（PPE）の着脱方法を学んだ。

そしていよいよ、8日から船内での活動を開始した。DMATの船内活動を仕切ることになった近藤は、それより少し遅れ、10日に現地へ到着したが、その時すでに患者の搬送が始まっていた。

自ら現場をひと通り見た近藤は、規模が大きく、また相手が未知の感染症であっても、基本的なことはいつもの現場と同じだな、と感じた。

大災害の被災地で問題になることはいつも決まっている。

①モノ（物資）が足りない
②ヒト（医療者）が足りない
③急患があふれている

——この3つだ。

まず、大地震にしても豪雨にしても、被災地ではさまざまな物資が決定的に不足しているから、1つずつ現場のニーズを聞き、その物資を調達していく。それから、医者や看護師の医療関係者が足りないときは診療支援をする。あとは、けがをしている人が多いはずだから、適切に優先順位を決めた（トリアージ）うえで、医療機関に搬送していく。ほぼすべての被災地対応はこれが基本だ。現場を見回ったあと報告を聞き、大型クルーズ船の現場も、ほかの大災害と同じ方針で間違いないことを近藤は確信した。

「幸運」も味方していた。実は、DP号事件発生前の1月、新型ウイルスの感染拡大で「都市封鎖」された中国湖北省武漢市からの、邦人帰国オペレーションに備えるため、DMATの中でもベテラン隊員が関東周辺に集結していたのだった。

なんでも当時、安倍晋三首相が「DMATも災害時のスキームで武漢マターに当たれ」と〝超法規的〟な指示を出していたという。

神奈川DMAT調整本部長の阿南は、DP号にDMATを派遣する法的根拠探しに苦労していたが、ほぼ同時期、本家本元の厚労省DMATは首相の「鶴の一声」によってその問題を軽々と乗り越え、派遣準備を進めていたのである。厳密に解釈すれば、トップリーダーの「勇み足」といえなくもないが、オペレーションが円滑に始められたという点では「結果オーライ」だった。

そうして当初は順調に、厚労省DMATは横浜港に派遣されたのだった。

徹夜で処理した2000通もの「薬の要望書」

だが、船内はまさに修羅場だった。

2666人の乗客は自分の部屋で待機、つまり「隔離」されていた。高齢者が多く、若い人以上にストレスもたまっていく。そんな中で、1人ずつPCR検査を実施しなくてはならない。

DMAT事務局がのちにまとめた「活動報告書」（暫定版）では2月8日から9日を「初期対応期」、10日から15日を「発生ピーク時の対応期」としている。

まず、活動開始から5日間の「新規発熱患者数」（乗員も含む）の推移をみてみよう。

▽8日＝64人
▽9日＝52人
▽10日＝48人
▽11日＝32人
▽12日＝40人

当初は1日あたり約50～70人もの人が顔を真っ赤にしながら「熱があるようだ。助けてほしい」と訴えていた。これに対して、船医はわずか2人。医療者不足は明らかだった。

そこに厚労省DMATが入り、自衛隊の医官が入り、災害派遣精神医療チーム（DPAT）も乗り込んだ。後には日赤救護班（66人）、日本医師会災害医療チーム（JMAT、217人）、国立病院機構医療班（11人）、全日本病院協会災害時医療支援活動班（AMAT、10人）、国立国際医療研究センター（24人）、国際医療福祉大学や国立長寿医療研究センターのチームまで続々と船内に入った。

だが、DMATが活動を開始した当初は、そうした医療者の支援は間に合っていない。具合が悪くなった乗客が電話で「苦しい」と訴えても、すぐ往診することができない。コールから往診まで3日かかったこともあった。それくらい医師が不足していた。

近藤はその初動期の様子をこう振り返る。

「ずっと放っておいてしまった患者さんの客室に行くわけです、やっと。そしたら、そこでつかまってしまいます。それはそうでしょう。ずっと待ち続けていた医者がやっと来てくれたのだから、『神様』みたいに見えたと思いますよ。いろいろ積もる話もあるわけで、こちらもムゲにはできない。しかも、同時にPCR検査もするわけですからね。ひと部屋診察するのに40分、いや1時間かかるときもありました」

こうした医師不足もさることながら、船内ではさらに難問が持ち上がっていた。

「持病の薬不足」である。

8割が60歳以上とはいえ、海外の船旅に出かけるのだから、体力、気力もそれなりに自信のある人たちが多かっただろう。だが、年齢なりの持病はほとんどの乗客が持っている。隔離生活の中で、毎日服用すべき薬が切れてきたのだった。薬の種類は高血圧や糖尿病の薬などさまざまで、漢方薬を必要としていた乗客もいた。

大災害の現場で薬が不足することはよくあるという。ただそれは、医師なり薬剤師が被災した患者からしっかり聞いて処方すれば済む問題だ。だが、DP号の船内では医療者が圧倒的に足りなかった。そこで乗客に「こんな薬がほしい」という要望書を書いてもらうことにしたのだが、これが大混乱のタネとなった。

乗客が各自で書いた要望書はメモ書きのようなものが多く、確認作業が必要になったのだ。本当にこの持病にはこの薬でいいのかどうか。薬の種類を間違えると大変なことになる。厚労省は船の対岸に調剤スペースを設けて対応したが、処方しても、患者に渡すときに再チェックが必要になった。

しかも、DP号に乗っているのは56カ国・地域の人たちだった。要望書には自国の薬剤名が書かれていて、それを取り寄せる時間はない。日本で入手できる薬で代用できるのか。慎重なチェックが必要だった。

要望書は約2000通もあった。そのうち、なんと1500通、4分の3は「命にかかわる」薬だと判断されていた。

なんとしても、薬を患者のもとに届けないと、高齢者が多い乗客には命の危険がある。

乗客の要望　↓　対岸で調剤　↓　船内でダブルチェック

――という流れで、薬剤スタッフたちは2晩ほど徹夜をしながら、約2000通の要望書を処方していった。

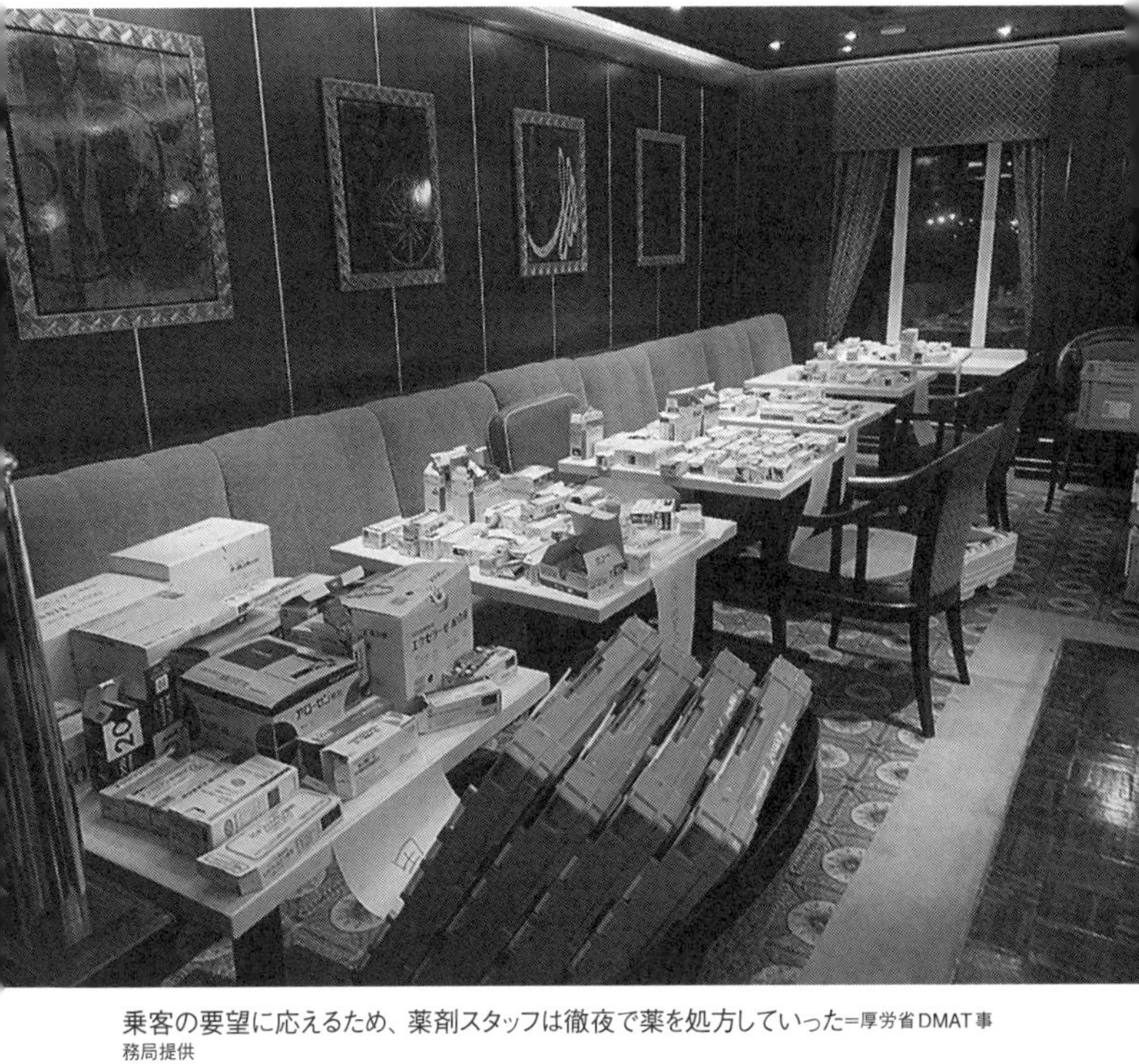

乗客の要望に応えるため、薬剤スタッフは徹夜で薬を処方していった＝厚労省DMAT事務局提供

忖度《そんたく》をしない男

活動開始から1日、2日と経っていくうちに、船内の検査体制と乗客の健康チェック態勢は少しずつ整い始めていた。

ただ、活動した医師らはある違和感を覚えていた。

「ひどく具合が悪い患者がいるのに、PCR検査を優先させていいのか」

DMATの報告書でいう「初期対応期間」に患者を直接診た医師たちは、みなそう感じていた。一方、国としての方針は、

「乗客の14日間の個室隔離を実施し、国内の新型コロナウイルス感染症の蔓延を防ぐこと」

——であった。

つまり検疫、水際作戦こそ政府が求めていたものだった。

PCR検査と重症者対応。一見すると両立できそうだが、現場の感覚では大問題だった。PCRという検査は、結果が出るまでに時間がかかる。検疫を優先するということは、「陽性」判定が出て始めてコロナ患者として扱い、搬送や入院などの措置を行うということである。

表1　新型コロナウイルス検査の実施状況（ダイヤモンド・プリンセス船内）

	検査結果判明数	うち陽性数	陽性率(%)
2月 5日	31	10	32.3
2月 6日	71	10	14.1
2月 7日	171	41	24.0
2月 8日	6	3	50.0
2月 9日	57	6	10.5
2月10日	103	65	63.1
2月11日	-	-	-
2月12日	53	39	73.6
2月13日	221	44	19.9
2月14日	-	-	-
2月15日	217	67	30.9
2月16日	289	70	24.2
2月17日	504	99	19.6
2月18日	681	88	12.9
2月19日	607	79	13.0
2月20日	52	13	25.0
2月21日	-	-	-
2月22日	-	-	-
2月23日	831	57	6.9
2月24日	-	-	-
2月25日	-	-	-
2月26日	167	14	8.4
	4061	705	17.4%

出典：DMAT 活動報告書（暫定版）

だが船内には、診断の結果は出ていないが、高熱と肺炎の症状を呈している重症患者がすでに相当数おり、ＰＣＲ検査の結果を待っていたら、最悪、命を落とす患者が出る恐れがあったのだ。

災害医療はいつも、時間との競争になっていく。現場から遠く離れた官邸・厚労省は、そういう基本的なことを理解できていない。現場の医師たちは強くそう感じていた。

近藤はこう振り返る。

「上からは『速やかに検疫をやんなきゃ』とか言って来るわけですけど、ＰＣＲ検査をやったらまず間違いなく5割以上、陽性が出るんですよ。だったら、高熱が出ている人は全員陽性と考えればいいわけで、そうなると、ＰＣＲはそもそも要らないでしょう。そこに手をかける必要はない。もちろん、感染症が蔓延する現場だからＰＣＲも大事なんですが、サード・プライオリティ（3番目の優先順位）くらいで、危ないと思った人たちをとにかく外に出すと。具合が悪い人たちを診察して見つけ出し、下船させようと。そういう形をとることにしました」

近藤より先に現場に入っていた自衛隊の医官もその他の機関の医師らも、みんな同じように感じていた。重症者搬送を最優先にすべきで、このまま官邸・厚労省の方針どおりに検疫・水際作戦に拘泥《こうでい》したままだと、亡くなる人が出る。ただ、それがわかっていても、なかなか口にはできなかった。

いや、口にできなかったというより、実行できなかったというほうが正しいかもしれない。朝晩のミーティングではそういう発言もあった。だが、検疫・水際作戦が国の方針だから、それを覆すのは簡単なことではない。

ところが、厚労省ＤＭＡＴという機関にいても、近藤はそういう「上からの方針」にはほとんど関心がなかった。ここ数年、霞が関の官僚たちの習い性となった「忖度」など、する気はまるでなかった。彼にとっていちばん大事なのは、人の命を守る、ということなのだ。救える命を救いたい、ただそれだけだ。

福島第1原発事故では、ＤＭＡＴの派遣に手間取り、本来なら救えたはずの40人の高齢患者は命を落とした。近藤にとっては胸が引き裂かれるような悔恨事だった。

こういうことは2度としない。彼はそう心に決めて、横浜港に来たのだった。

だから近藤は先に入ったＤＭＡＴ隊員や自衛隊医官らの感覚をそのまま信じた。君たちの言うとおりだ、検疫を優先させているとヤバい。

――ならば、しない。

近藤はそう決めた。周囲にかかわりなく自分で決められるのが、数多くの災害被災地に出ていき、福島原発事故の惨事を胸に刻む彼の、真骨頂といえた。

念のために断っておくと、なにも近藤は権力や権威に歯向かっていく、反抗的なタイプではまったくない。医師として、なかんずく災害医療のプロとして、困っている人に手を差し伸べることしか考えない。そのシンプルな原則でずっと通している人間だ。

近藤と同じく日本DMAT創設時のメンバーである阿南も、同じ価値観を持っている。いちばん正しいのは現場の感覚である、と。それをただ、信じればいい。

県庁にいて搬送活動を仕切っていた阿南に、当初の国の隔離方針について聞くと、「カテゴリー分け」の話をし始めた。陽性患者は3つのカテゴリーに分けられる、と。

「当初、船内の高齢者の一部は、どんどん具合が悪くなっていました。確か心筋梗塞とか

表2　診察実績数（ダイヤモンド・プリンセス船内）

	受付	電話対応	往診
2月 8日	1	39	40
2月 9日	1	63	40
2月10日	21	16	37
2月11日	44	28	72
2月12日	86		
2月13日	123	22	102
2月14日	87	52	21
2月15日	68	32	25
2月16日	68	32	25
2月17日	47	8	26
2月18日	36	24	11
2月19日	44	39	5
2月20日	28	20	8
2月21日	13	10	2
2月22日	10	6	4
2月23日	3	0	3
2月24日	4	0	4
2月25日	3	0	3
2月26日	1	0	1
実施時不明	78	41	119
	766	432	548

出典：DMAT 活動報告書（暫定版）

腸閉塞の方もいたと思います。この人たちは一刻も早く救急で運ばなきゃならない。それから感染はしていなくても、なんとなく危ない人たち。医者がみたらカンですぐわかります。もし感染したら命の危険がある人たちです。最後に、PCRでは陽性だけど、ピンピンしている人たちもいる。でも、法律的には感染症患者だから、隔離はしなきゃなりません。人数的にはこの人たちがいちばん多い。こういう3つのグループがいるよね、という認識を持っていました」

「東日本大震災のときも一緒だった厚労省DMATの近藤が、僕がつくったカテゴリーを数値化したんです。そうして、こういう分類でいこうとなりました。具合の悪い人を早く救急病院に運ぶ。次は高齢者。陽性でも陰性でも、彼らをまず助けないと。弱るのが早いし、感染したらアウトですから。最後に、若くて元気だけど感染している人。プラス（陽性）だから船内にはいられないけど、搬送は最後にしましょうと。そういう方針を現場で決めた。けれど、厚労省はこの重要性がなかなか分からない。だから、とにかく早く、陽性患者を下ろせ、って言ってくる。大変でした」

クルーズ船から遠く離れた永田町や霞が関の人たちは、原則に従い、決められた通りに行動しようとする。そのほうが批判されないし、楽だからだ。

だが、現場にいて「救える命は救う」と決めた人たちは、現場の状況に合わせて対応しようとする。カテゴリーが決まれば、自然と下船の優先順位が決まってくる。

DMATがまとめた報告書では、「発生ピーク時の対応期」の項に、阿南が話したことをもう少し、きちんと整理して書いてあった。

〈有症状者（カテゴリーⅠ）への診療、感染した際に死亡リスクの高い乗客および基礎疾患の悪化が懸念される乗客（カテゴリーⅡ）のピックアップを優先し、PCR陽性者（カテゴリーⅢ）の優先順位を下げた。〉＝表3参照

近藤がDP号に乗り込んだ2月10日の時点では、対応はバラバラだった。高熱の患者は119番通報し救急車で運ぼうとするスタッフもいれば、まずは対策本部に電話し県に指示をあおぐ者もいた。それを阿南が「具合の悪い人優先」というポリシーを示して整理した。近藤が乗り込んでからは、表3のカテゴリーを確定させ優先順位を決めた。

クルーズ船が汚水処理などのためにいったん横浜港から離岸・出航する11日（翌12日に帰港）までに、「カテゴリーⅠ」の人、つまり「出港に耐えられない様子の患者」をすべて下船させることが、当面の目標となった。そのため、DMATと自衛隊の医官などの医療チームには、検査をさせず乗客の診療に集中させた。

ただ11日になると、そうした阿南や近藤の方針への反論、揺り戻しが相次ぐ。船内の全権を持つDP号の船長が「やはり陽性患者は全員降ろしたい」と言ってきた。また官邸から「やはりPCR検査をしろ」と再度、言ってくる。

なぜ、現場を見もせず、原則通りの話ばかり指示してくるのだろう。現場にいる医療者はみんな思っていた。海外メディアがうるさいからか、それとも国会で野党から追求されるのが嫌だからなのか。

危機の現場では、指示を出す者が多いと混乱する。そうして貴重な時間が浪費されていった。現場はただ、耐えるしかなかった。

表3　新型コロナウイルス陽性患者の優先順位

カテゴリー	対象
Ⅰ-1	緊急に医療を要する人
Ⅰ-2	医師が船内生活困難と判断した人（有症状者） ・リスクが高い基礎疾患を有している ・コロナウイルス感染で重篤となるリスクが高い
Ⅱ	健康被害のリスクが高い人（無症状者） ・80歳以上、基礎疾患あり、妊婦、小児等
Ⅲ	新型コロナウイルスPCR検査陽性の人

出典：DMAT 活動報告書（暫定版）

第2章　空気を読まないヒーロー

なぜ乗客は隔離を批判したのか

自衛隊の医官は、DMATより1日早く、2月7日早朝から、船内活動を開始していた。そのうちの1人が、陸上自衛隊衛生学校衛生技術教官室長、中山健史医官（2等陸佐）である。

中山医官は胸部外科医でがんや気胸などを専門にしている。感染症の専門家ではないにしても、陸自の医官として危機対応の訓練は日々行っているので、活動開始当初の船内状況を冷静に分析していた。

中山医官は、DMATの患者搬送活動が始まった日の翌6日朝、DP号派遣を命じられ、7日午前8時すぎには、すでに他の医官4人とともにDP号に乗船していた。

7日といえば、41人の陽性患者が判明し、官邸・厚労省に激震が走った日である。当然、与えられた主な任務は、「陽性告知」と「下船準備の説明」だった。

ただ、その活動は初日から困難をきわめた。相手は未知のウイルスである。「陽性」と知らされた乗客は激しく動揺した。

複数の医療関係者の証言をもとに再現すると、客室では医師と乗客夫婦の間でこんなやり取りがなされていたという。

「これから私たち、どうなるのかしら」

妻のか細い声に、夫は応える。

「大丈夫だよ。そんなにひどいことにはならないさ」

しかしその夫には糖尿病の持病がある。朝方、咳もしているようだし……。

そんなとき、ドアをノックする音が響く。

入ってきたのはフェイスシールドに医療用ガウン・手袋をつけた医者と、あともう1人、後ろにフィリピン人の乗員も連れている。顔なじみだ。医官と乗員はペアになって行動しているのだという。

医者は厳かに、告げる。

「PCR検査の結果ですが、残念ながら陽性でした」

そうですか、と夫は肩を落とす。本当ですか、間違いないのですか、と大きな声で聞き返してしまう妻。その医師は事務的な話をし始める。

「それで、ご主人はこれから船を降りて病院に入っていただきます。ですから、パスポートとか財布とか、あとは日常生活に必要な最低限のものをまとめてください。旅行用の荷物はここに置いたままで構いません……」

妻は言う。

「私も付いて行きます」

その言葉をもう何度も聞いているらしく、少々、うんざりした表情を浮かべながら医師は言う。

「それはできないんです。法律で決まっている措置ですから……」

「そんなひどいことを……」

妻は泣き叫んで、夫の肩にすがりつく……。

念のために断っておきたいが、これは中山医官の回想ではない。

「夫婦の一方が陽性になった場合の悲劇」として、毎日のミーティングで報告され、関係者が共有したイメージである。情景は少しずつ違うが、みんなこういう話をする。

ポイントは「コロナで夫婦が引き裂かれる」ということだ。夫婦のどちらかが陽性と判定されたとき、多くのケースで「濃厚接触者」であるもう1人も、数日後に陽性が判明するケースがほとんどだ。だが、陽性者が出たその時点では、夫婦は離れればなれにさせられるのでひと悶着が起きる。外国人の乗客の場合、日本人のように従順ではないから、この「涙の抗議」はさらに激烈になるという。

これはさすがに人権上よくないと判断され、まもなく配偶者もなるべく同じ施設に行けるように体制が改善されていった。

だが、それにしても、受け入れ施設に余裕がないという問題がつきまとっていた。

中山医官は7日に乗船して最初の1週間は「乗客の診断」に従事していた。その後は対策本部の方針に従い、「検査」にも携わっている。

クルーズ船内で活動していても、「自分が感染する恐怖を感じることはなかった」と彼は言う。だが医療者として危機感を感じることはあった。それは近藤と同じ、「コロナ以外で命を落とす人が出かねない」ということだった。

「現場にいる医療従事者としては、医療が船内で足りていないから、それで患者が命を落とすとか、そっちの危機感のほうを感じていました。とくに船が汚水処理の関係で2回、港外に出ましたが、その最中に乗客の病状が急変した場合、心筋梗塞や、肺炎を持った患者さんらを緊急搬送できるのか、怪しかった。だから港を離れる前に、危ない人は降ろしたかった。見えない感染症を防ぐというのももちろん大事なのですが、明らかに危険が迫っている人を船に留めていると対応できないので、そこはきちんと下船させようと。船のメディカルドクターもその会議に出ていて『アグリー』(賛成)でした。船のスタッフとも意見は一致していました。船を降りてから亡くなった人もいて、それはもちろん残念なのですが、船中にいて病院にたどり着けずに亡くなる方が出なかったことは、不幸中の幸いだったと私は思います」

具合の悪い人をまず真っ先に降ろし、高齢者や持病のある人がその次、という考えは、船内の医師たち共通の見解だった。ところが、厚労省は「検査と隔離」に固執している。

現場を仕切る近藤は、そうした本省の方針と、そして時間とも闘っていた。早く降ろさないと命が危ない。

近藤が明確に方針を示すと、船内の活動もスムーズに動き始めた。「発熱コール」の後、客室への往診までに3日もかかっていたが、2月11日にはほぼ「即日」に対応できるようになっていた。これが「即時」対応になったのはさらに2日後、2月13日だった。

また11日には橋本岳・厚労副大臣、自見英子・厚労政務官が乗船し、船内に現地対策本部が設置された。

医療界に幅広いネットワークを持つ自見氏の力だろうか、14日からはJMAT（日本医師会災害医療チーム）も派遣されてきた。JMATが参加した効果は大きく、彼らはすぐ「健康スクリーニング」を始めた。乗客の「訴え」を聞いているだけでは全体の把握ができない。訴えられない状態の人もたくさんいるからだ。のべ217人のJMATの医師がそろい、DP号船内ではようやく患者の健康状態をきちんと把握できるようになった。

不足していた薬の手配も11日までにメドがついた。

「戦向き」の異才官僚

さてここで、船内に乗り込んできた厚労官僚に注目したい。

厚労省医政局総務課の堀岡伸彦《のぶひこ》・保険医療技術調整官である。

随分と長い肩書だが、厚労大臣をはじめ厚労省幹部の会議に出席しつつ、現場の情報収集と分析、関係各機関との調整、厚労省の方針の「原案」を作成するのが堀岡の仕事だった。

霞が関でこうした、国を挙げての難事に投入されるのは各省のエリートである。いまは新型コロナウイルスの拡大という危機の最中だが、堀岡は厚労省の若手エース官僚として、この仕事を任されていた。

新型コロナウイルス感染対策は本来、厚労省内では、公衆衛生を所管する健康局の案件である。ただ、健康局の仕事は公衆衛生関係の論文を読み、政策に反映するのが仕事で、いわば「インテリ」的な人材が多い。だが新型コロナ対応では、ときに都市封鎖となった中国・武漢に乗り込み、邦人帰国の段取りをつけるといった、荒っぽい調整も必要になる。

一方、医政局は、日本医師会や、医療関係の団体、予算を握る財務省、経済財政諮問会議の面々らと普段から渡り合っている。

そんな医政局の中でも「調整官」をしていた堀岡に、白羽の矢が立ったのである。堀岡はいかにも、「現場向き」の快活さを備えている。


「僕らはいろんな省外の人と向き合っていて、戦《いくさ》向きですから」


堀岡は笑いながらそう言った。

その堀岡は1月下旬、何の前触れもなく、突然、「明日から羽田に行ってくれ」と命じられた。

政府のチャーター機に乗り、武漢の邦人がどんどん帰国してくる。羽田空港で関係各所との調整をしつつ、彼らにPCR検査を受けさせて、陽性者はホテルへ隔離しなければならない。堀岡はその担当者を命じられたのだった。

当時の中国・武漢は、強いていえば街全体がDP号みたいなものだった。堀岡はそう振り返る。邦人はみんな、命からがらに帰ってきた人ばかりだ。中には感染者もいるかもしれなかった。症状がなくとも、強い解熱剤を飲んで一時的に熱を下げているだけかもしれない。発熱があるとチャーター便に乗れないためだ。

帰国者の気持ちはよく分かるが、堀岡ら担当者の仕事は、そうした混乱のために極めて煩雑になってしまっていた。親はチャーター便に乗れず、小学校入学前の子供だけ1人で帰国したケースもあった。その子どもはどれほど心細かったことだろう。それでも帰国できて本当に良かったね、と堀岡も思う。けれど、そのおかげで大騒ぎが持ち上がるのは明白だった。陽性だったら、子供をどうやって隔離するのか。誰が世話をするのか。親戚は来てくれるのか。まるで未定である。すべてが大混乱だった。

「武漢帰国案件がひと段落したところで、今度はダイヤモンド・プリンセス号の事案が起きちゃって。そのまま引き続き、『ダイプリ』担当になったんです」

堀岡は頭が切れて決断が速い。即決して、責任は自分で取る。決して他人のせいにはしない。そんなタイプの人物である。

取材を申し込んだところ、「時間がないので、霞が関に来てもらえますか」と返事があった。約束の時間に行くと、そのまま本省2階の新型コロナ対策本部に連れて行かれた。

あとで厚労省担当の記者に聞いたところ、そこは「立ち入り禁止」のフロアで、取材記者も含めて部外者は普通入れない場所だったらしい。ただ、堀岡はそんなことを気にするタイプではない。

取材中に時おり、部下が彼に決裁を求めに来るのだが、そのやり取りでも彼はほとんど悩まない。瞬時に結論を出す。

「それって××案件だろ。資料は△△にあるから。オレにも1部送っといて」

「医師会とは調整済み。あとでオレから再度言っておくから」

そんな感じの、数往復のやり取りで用が終わるので、会話は1分も続かない。瞬時にモノゴトの軽重、緊迫度を判断して、記憶のどこかに保存しておけるタイプ。あとからそうした情報を取り出すのも自由自在。たとえていうならラグビーの「スタンドオフ」、アメフトなら「クォーターバック」タイプだ。戦況を冷静に見つめ、瞬時に決断して組織を働かせる。

自衛隊にもごくまれに、こういう幹部がいる。こんな指揮官の下で働けたら幸せ、と思わせるような幹部だ。その意味で、堀岡は本当に「戦向き」なのかもしれない。

ただDP号事件が起きた当初、堀岡は本省の対策本部で悶々とした日々を過ごしていた。

判明した陽性者の数は最初の日が10人、次の日も10人だった。

「みんな最初はナメていたんですよ、こんな感じで収まっていくのかなあって」

堀岡は率直にそう振り返る。

ところが3日目に41人の陽性者が判明し、政府内の緊張は一挙に高まった。大臣室での調整会議が延々と繰り返されたが、何か判断しようにも現場の情報は上がって来ない。

そこで堀岡は決めた。離れていてはオペレーションができない。よし、横浜へ行こう。

とにかく、自分がDP号に乗り、現場を見よう。

無茶でもやるしかない

横浜港に着いた堀岡は、いかにも彼らしいことをした。

「着いた翌日でしたっけ。制度をねじ曲げることをやっちゃったんですよ」

現場に到着した彼のところに、先に活動を始めようとしていた日赤救護班の医師たちが次のように訴えてきたのだった。

「船内に入れないんです」

法律上、検疫の現場であるＤＰ号には厚労省職員の「検疫官」しか入れないのだ。そんなアホな！　支援に来た医師がなぜ排除されなきゃならないんだ。患者を外に出せないんだから、医師は船内で活動するしかない。

彼はスマホで１枚の写真を見せてくれた。ＤＰ号の内部で撮影した写真には、客室前の暗くて長い廊下が写っていた。

「見た感じ原子力空母みたいにでかい客船です。この狭い廊下は１００メートル以上続いている。陽性者を搬送すると言っても、その長い廊下を、高齢で、しかも高熱を発する乗客が、手荷物を持って自分で歩いていかなきゃならないんです。しかもその間、誰ともすれ違わないよう配慮しなければならない。感染のリスクがあるからです。こうしたオペレーションは予想以上に大変で、たくさんの人手が必要でした。１人を搬送するのに３人がかりで１時間もかかりました。しかもこの作業は感染リスクが高く、乗員には任せられないのです。医師が大勢必要なのに、入れないなんてありえないでしょう」

どんなに無茶なことでも、必要ならやるしかない。

堀岡が利用したのは「臨時検疫官」という制度だった。

本職の検疫官を支援するため、海上保安庁の職員などを臨時に検疫官に任命することがある。そのやり方が使える。だが、時間が絶望的になかった。

よし――。堀岡は自分のスマホで日赤の医師らの写真を撮り、氏名や生年月日を聞いて入力すると、無料通話アプリ「LINE」で本省に送った。通常は必要な審査も面接もスルーし、検疫官の「辞令」が出たことにする。こうして堀岡は医師を船内に送り込んだ。1人当たり30分しかかからず、臨時検疫官が次々に誕生していった。

これが堀岡の言う「制度のねじ曲げ」だった。LINEで検疫官を任命したことなど前代未聞だろう。彼のスマホには、当時撮った医師の顔写真がまだ残っている。

「役人気質」という言葉は、「なんでも規則通りにやろうとする堅物」を揶揄するときに使われる。あるいは「制度やしきたりを〝変えない〟ことに執心する人たち」という意味で使ってもいい。

だが堀岡はそれとは正反対のタイプだ。そもそもこの本に登場する人たちは、多かれ少なかれ、みな「非・役人的」な人たちである。いやむしろ、「反・役人的」な人たちと言ったほうがいいかもしれない。

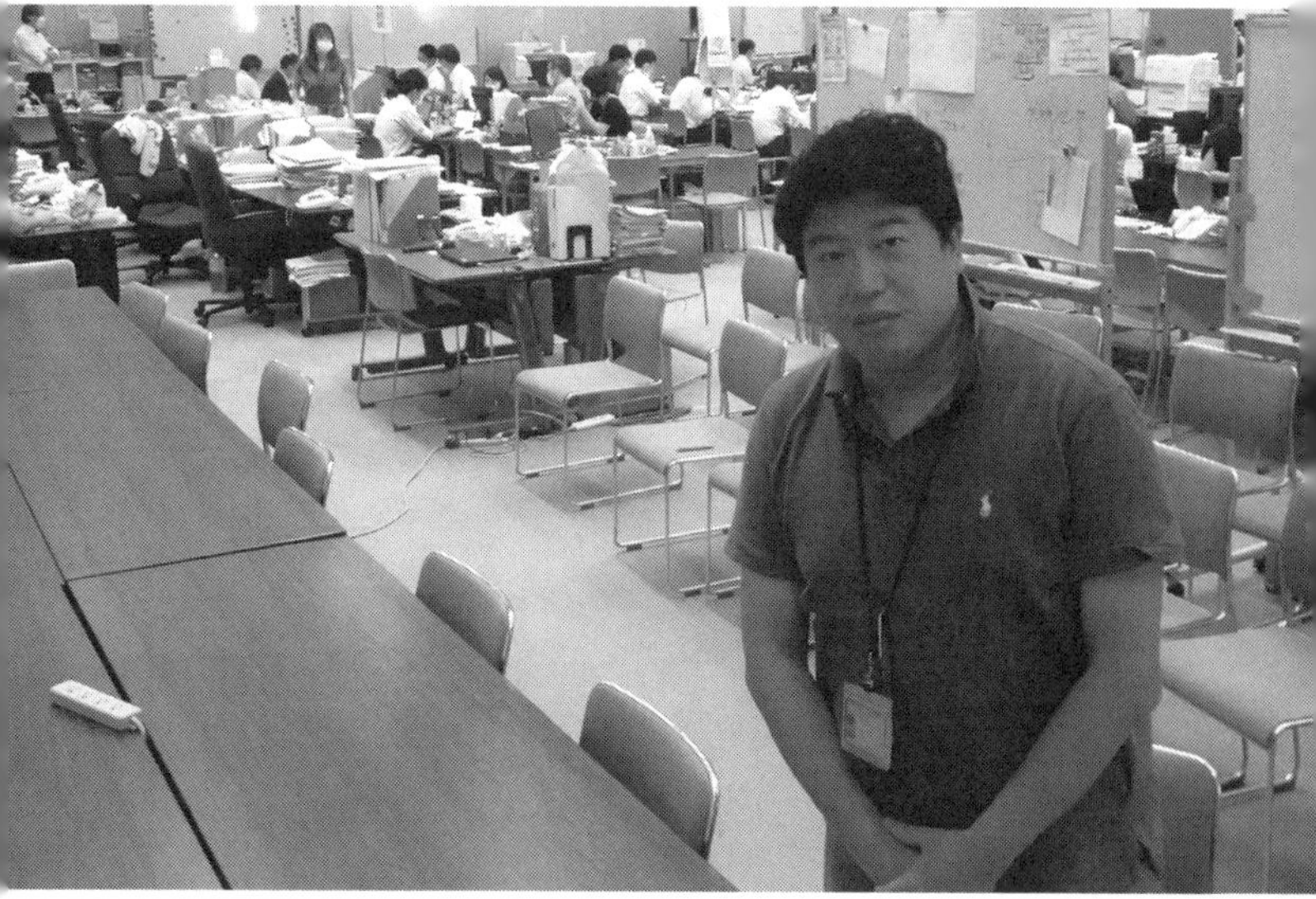

堀岡伸彦氏

危機的な状況にもかかわらず、制度の壁とか法の未整備があって、合理的な行動の妨げになる、ということはよくある。だがそういうときにも、役人的な人たちは制度を守ることを優先しがちだ。彼らは責任を問われるのを嫌がり、「制度を守る」という「正論」を縷々《るる》述べることで、行動しようとしない。その分、組織の動きは止まる。そのことで危機的状況がさらに悪化しても構わないという厚顔の人たち、それが役人的な人たちだ。

だが、DMATの阿南や近藤、そして臨時の検疫官を自らの判断で「任命」していった堀岡はそれとは違う。困難な状況を打破するためなら、上とぶつかることも、制度を変えることも厭わない。しかも、即断即決タイプで、くよくよ悩んだりはしない。

戦後の日本は、国家の基本である安全保障をアメリカという国に委ねてきた。その状況を甘受しつつ、生産性と効率を上げて良い工業製品を作り続け、それで豊かになった。我慢強く、上の言いつけを素直に守り、みんなと協調的にやれる人こそ正しい人材だった。

そのためには個性を消さねばならなかったし、主張をしてはならなかった。自分で判断しようとする人は嫌われた。より良い制度を議論できることより、制度を疑わず与えられた中で工夫しようとする従順な人材を、日本社会は育ててきた、といってもいいだろう。ある意味、それはいい時代でもあった。少なくとも経済的には豊かだったのだから。

だが、いまやもう、そんないい時代ではなくなった。アメリカが「世界の警察官」をやめると宣言した以上、日本はもうアメリカの保護は期待できないし、してはならない。それに東日本大震災という「想定外」の大災害も経験した。

自らの頭で考え、判断せねばならないときがきているのだ。制度やしきたりの中でぬくぬくと安住することは許されない。自らの判断で実行し、その責任を取り、難局を乗り切っていける人材を育てなければならないのだ。

ダイヤモンド・プリンセス号で闘った人々の中には、危機的状況を乗り切るため、自分の判断で立ち向かった人材がいたのである。阿南も近藤も堀岡も、ただ上の言いなりになるのではなく、自分の価値観や判断の正しさを信じ、自らの責任で困難な課題を必死に解決しようとしたのである。

霞が関より現場が正しい

横浜港に着いた堀岡はさっそく、DP号船内の活動を指揮していた近藤に会い、直接話をした。その後神奈川県庁に赴《おもむ》き、患者搬送という難問を仕切っていた阿南とも話をする。

そうやって現場を一巡し、堀岡が出した結論は、こうだった。

「この事案は阿南さんと近藤さんに任せよう。自分は後方支援に回る」

これはなかなかの英断である。

近藤や阿南より年齢は10歳以上若いとはいえ、堀岡は厚労省で新型コロナ対策本部の中枢にいて、省としての新型コロナ感染症対策関連通達の原案を書くという、重要な立場の人間である。

一方、近藤は厚労省の一機関であるＤＭＡＴの次長に過ぎず、阿南に至っては地方公務員（神奈川県藤沢市民病院副院長）でしかない。役所の序列としては堀岡のほうがはるかに高い。

近藤と阿南が災害医療のプロだとしても、堀岡は、船内活動の責任者である厚労副大臣直属の官僚として振舞ってもいいはずだった。

にもかかわらず、堀岡は近藤と阿南に現場の指揮を託したのである。

「現場に入って、『感染対策なんかどうでもいい』とまず思いました。もちろん、どうでもいいなんてことはないんですが、重症者の搬送こそ喫緊《きっきん》の課題で、感染症対策はあとでいいんだと理解しました。国と現場の認識の間に乖離《かいり》があったことに気づいたのです。霞が関にいると現場感覚がないから、『検査して陽性者を早く船外に出せ』と言いたくなる。ところが現場に来てみると、陽性者といっても元気な乗員がたくさんいる。高熱を出して咳が止まらない高齢者の手当のほうが先だということが分かった。このままだと人が死ぬ。コロナでなく、普通の病気でたくさん死んでしまう、って」

「阿南先生も近藤先生もすごい人たちでした。話を少し聞いただけでそれが分かった。彼らの言うとおり、カテゴリーを分けて、具合の悪い人や高リスクの人を先に船から降ろし、陽性患者はあとにする、よし、それで行こう、ということにしました。国には一応その方針を説明して、あとからいろいろ言ってきても、完全に無視しようと。いわば『面従腹背』です。何か言ってきたら、『はい、分かりました。すぐやります』と言うけど、実際にはやらない。上が何を言おうが動かない。そうしないと、人が死ぬからです。他のことは知ったことじゃないと思っていました」

堀岡がもし、コテコテの「役人」だったら、高齢者や具合の悪い人を優先しようという近藤や阿南に対して、「理屈はいいから、言われた通りやれ。陽性者を下船させろ」と指示していただろう。だが彼は、現場のひっ迫度を肌で感じた。そして上からの指示、命令をなかば無視して、阿南らとともに、命を救おうとしたのだった。

面従腹背などと彼は簡単に言ったが、もし事態が悪化すればすべて堀岡自身の責任になってくる。厚労官僚として怖くなかったのだろうか。

そう聞くと、堀岡は次のようなたとえ話をした。

「防衛省で言えば、僕は背広組、文官、シビリアンです。一方、阿南先生や近藤先生は制服組、自衛官にあたります。文官は位が上だから気を遣ってもらえますが、現場を分かっているのは制服組なんです。阿南先生、近藤先生の指揮は完璧だった。それが一日でわかっちゃったんです。だから指揮、調整は一切しなかった」

船内と船外のオペレーションは近藤と阿南に任せ、堀岡は後方支援、具体的には搬送先の手配に徹することにした。

前述のとおり、神奈川県内で感染症患者を受け入れられるベッド数は74床しかない。ところが、陽性患者は続々と判明していく。神奈川県内のベッドだけでは到底足りない。県外の受け入れ先を探す必要がある。ただ、搬送を仕切っている阿南の身分は「地方公務員」なので、基本的には神奈川県の仕事しかできない。

そこで堀岡の出番である。隣の東京、埼玉、千葉、静岡の主な病院に対して直接、「感染症患者を受け入れてほしい」と依頼し続けた。相手が厚労省の堀岡とあっては、隣県の病院も無碍《むげ》にはできなかった。

そうやって少しずつ、堀岡は他県の「受け入れ枠」を増やしていった。最初のうちは堀岡もお願い口調だったが、だんだん命令口調になり、最後には「なんでもいいから、とにかく空けろ」と怒号のようになっていた。平時なら許されないかもしれないが、逆にいえば、堀岡が必死だった証拠でもある。

ありがたかったのは東京都の対応だったと、堀岡は言う。続けざまに20人ほどの患者を受け入れてくれたからだ。しかも民間救急車まで手配してくれた。

「初期の東京都の対応は本当にありがたかった。協力する義務なんかないのに。東京都の担当部長が積極的に受け入れてくれなかったら、船内で誰か死んでいたかもしれない」

都の担当部長の名前も憶えているというから、堀岡は本当に感謝しているのだろう。そのくらい、厳しい状況たった。

もうひとつ、ある地方の公立大学トップとのやり取りを彼は忘れられないという。懇意にしていたその大学理事長に、堀岡は「人が死ぬ」と訴えていた。

その理事長は、なぜ、県内のさほど大きくもない病院に、わざわざ横浜から運んできてクルーズ船の新型ウイルス感染患者を押し付けるのかと、堀岡のスマホに直接電話してきたのだった。

「お前なあ、いったいぜんたい、どういうつもりなんだ？」

「先生、そんなこと言ってる場合じゃないんです。急いでやんないと、船の中で人が死ぬんですよ」

「マジか！　そんなひどい状況なのか！」

「ヤバいっすよ。本当に、いつ、人が死んでもおかしくない状況なんですよ！」

表4　搬送実績数

	総数	カテゴリーⅠ	カテゴリーⅢ	家族など
2月 4日	1			0
2月 5日	10			0
2月 6日	12			0
2月 7日	46			0
2月 8日	1			0
2月 9日	13			0
2月10日	15	15	0	0
2月11日	73	17	56	0
2月12日	38	20	18	0
2月13日	32	20	12	0
2月14日	38	10	28	0
2月15日	40	7	33	0
2月16日	65	2	61	2
2月17日	72	4	68	0
2月18日	65	2	57	6
2月19日	76	2	63	11
2月20日	72	2	60	10
2月21日	37	2	26	9
2月22日	1	0	1	0
2月23日	2	1	1	0
2月24日	9	0	9	0
2月25日	38	3	35	0
2月26日	13	1	12	0
	769	108	540	38

出典：DMAT 活動報告書（暫定版）

そう堀岡が説明すると、理事長は一転して患者受け入れを約束してくれた。事態が収束したあとの、隔離すべきスタッフの受け入れまで。堀岡がでまかせや大げさな話をする人物ではないことをその理事長はよく知っていた。必死の説明がすぐ伝わったのだ。

コロナより恐い「医療崩壊」

2020年2月の時点で、国内の陽性判明者数はまだ1日20人ほどだった。だがDP号という大型クルーズ船で感染者がたくさん出ていることは全国ニュースになり、日本中の誰もが知っていた。

たいへんだ、こわい。みなそう感じてはいても、ほとんどの人にとって、DP号の事件は他人事だっただろう。それは当然だ。

だが、現場の医師たちはそうではなかった。彼らはこの事件と正面から向き合っていた。これは新型コロナ感染症にとどまる問題ではない、と彼らは考え始めていた。ここでしっかり食い止めておかないと、通常の医療ができなくなってしまう。

新型コロナ感染症の拡大は医療崩壊をもたらす。それはつまり、新型コロナではなく一般的な病気や怪我での死者が増えるということだ。コロナに目を奪われ過ぎると、通常医療ができなくなってしまう。心筋梗塞で救急車搬送が必要でも、医療崩壊が起きると受け入れる病院がなくなる。そうなったら患者はまず助からない。

阿南はこんな言い方をする。

「コロナでやられるんじゃなくて、コロナのために他の医療ができなくなる。それが医療崩壊なんです」

新型コロナウイルス感染症は医療崩壊のきっかけにすぎない。コロナに目を奪われすぎず、通常の医療をどうやって守り抜くのか。そこに総力を挙げるべきだ——。阿南の言いたいのは、こういうことだ。シンプルだが、本質を言い当てた言葉である。

DP号事件から約8カ月がすぎた2020年の年末、日本国内は「コロナ第3波」に見舞われ、連日、医師会や看護師団体などが緊急会見を開いている。その中で、団体のトップらはまさしく「医療崩壊」という言葉を使って危機感を表明した。

だが、それはDP号事件にかかわった阿南や近藤や堀岡が、まさに2月の時点から指摘していたことだった。

これは本の後半で紹介する「神奈川モデル」にも関連する話であり、この本の最終的なテーマでもある。だが、ここではふたたび、DP号の現場に目を向けよう。

堀岡は陽性患者の受け入れ先を探すため、対策本部から電話をかけ続けた。各自治体の担当者、大学病院の担当教授、だめなら大学理事長まで、電話の相手はさまざまだった。お願いするだけでなく、脅《おど》したり賺《すか》したりという手も使った。省内の人脈もフルに使った。

堀岡が電話をさばき終えるのはいつも午後11時すぎ。くたくたに疲れ、自宅にたどり着くのは夜の1時を回っていた。そこからさらに残務整理をして、朝になれば再び船へと舞い戻るという生活が続いた。

関東だけでなく東北や関西の病院まで受け入れ先を探したが、当然ながら、どの病院も受け入れに難色を示す。

「そこをなんとか……」

「そうはいっても……」

県対策本部や厚労省と、都府県や大学病院の担当者との間で、そういった電話口でのやり取りが延々とくり返された。

コロナ患者が入院したというだけで病院には悪い評判が立ち、患者が激減する。未知のウイルスへの恐怖心はそれほど高まっていた。

ところがそこに、まとまった数の患者を受け入れてもいい、という医療機関が現れた。藤田医科大岡崎医療センター（愛知県岡崎市）と、自衛隊中央病院（東京都世田谷区）である。ともに最終的には100人を超える患者を受け入れることになった。「地獄で仏」とはまさにこのことである。

阿南と堀岡がそろって「救われました」「本当にありがたかったです」と語るほど大きな吉報だった。

藤田医科大岡崎医療センターは4月に開院予定で、当時はまだ入院患者がおらず、感染拡大の恐れがないことで白羽の矢が立った。

厚労省から同大学の理事長に受け入れ要請があったのは2月16日の日曜日、翌17日には学内で決定したという。そこから準備を始め、19日火曜日の未明、午前2時19分には第1陣の患者32人が到着した。これを受けて、午前4時15分から記者会見を行ったというから、異例のスピード進行だった。

患者を受け入れた理由について、同大学は「日本のためにできることをしようと思った」と発表。湯澤由紀夫・藤田医科大病院長は会見で「人道的観点から引き受けることを決めた」と語った。

最終的には128人の軽症・無症状患者が搬送された。同病院は開院前なので治療行為はできない。そのため、いったん受け入れても、容体が悪化すると他の医療機関に転院させることになった。

病院開院前という微妙な時期で、偏見や風評被害の恐れもある中での勇気ある決断だった。病院関係者が感染すれば近隣から総攻撃されかねない。そういうリスクを承知で、あえて火中の栗を拾ったのだ。

一方、最終的に109人を数えた自衛隊中央病院の患者受け入れには、さらに大きな意味があった。比較的症状の重い患者も受け入れたからだ。さらにそれは、その後「神奈川モデル」の構築と、それをもとにした国の方針作りに大きく役立っていくのである。

ピンチを救った自衛隊中央病院

一般にはあまり馴染みのない、自衛隊中央病院とは一体どんな病院なのだろうか。その歴史や特殊な機能をまずみていきたい。

陸海空の自衛隊には、陸自に7病院、海自に5病院、空自に3病院の、あわせて15の病院がある。そして自衛隊中央病院は3自衛隊の共同機関で、それらの中枢である。開設は1956年。29の診療科を持ち、約500床を持つ総合病院である一方、戦場医療など自衛隊特有の専門的医療の中核でもある。

創設当初は「自衛官とその家族のための病院」という側面が強かった。そのため、「(半長靴を履き続けるため自衛隊員に多い) 水虫の治療ばかりやる病院」などと揶揄《やゆ》された時代も長かった。また、有事や大災害時に備えるため病床に余裕を持たせていたが、この病床利用率の低さが国会などでしばしば批判されてきた。

ところが、1990年代以降、自衛隊そのものが海外に派遣されて変わっていく中で、国が施策として「大災害からテロ、武力攻撃にいたるまで、あらゆる事態に備える」という方向性を打ち出し、それとともに自衛隊病院も改革が叫ばれ、変容していった。

余談になるが、冷戦構造が崩壊した90年代以降、つまり平成期に自衛隊は「大変容」を経験している。特にそれは「情報」と「衛生（医療）」の職種で顕著《けんちょ》だった。自衛隊がただ「存在」していればよかった時代には、いずれもさほど重要視されてこなかった分野だ。ところが、海外派遣を含め、自衛隊という組織が実際に「運用」されるようになると、この2職種が俄然《がぜん》もてはやされだした。言語、風土・地誌、政治体制、宗教などの基礎情報からその国の軍備、運用思想など、情報がなければ部隊を動かすこともできない。それと同じ理由で、部隊を動かせば隊員が死傷する可能性が高まる。彼らを死なせないためには、実際的な戦場医療が必須だったのだ。

93年には自衛隊中央病院は保険医療機関に指定（オープン化）され、診療を一般に開放した。2010年からは一般の救急患者の受け入れを開始し、16年には東京都指定2次救急医療機関となり、救急患者を受け入れはじめる。そして17年には第1種感染症指定医療機関となった。これは当然、2020東京オリンピック・パラリンピックを念頭に置いた動きでもあった。世界中が注目する大イベントはテロの標的になりやすい。毒ガスや生物兵器を使ったテロが東京で発生するかもしれない。そういう最悪の事態を想定して、自衛隊中央病院は体制を整えていたのである。

イラク派遣も経験した上部泰秀病院長は、「部隊運用もわかる病院長」として、一連の病院改革を主導してきた人物である。

彼はここ数年来、地域の医療機関と連携し、これまでにはなかった実践的な訓練を企画し、くり返し行ってきている。首都圏直下型地震や化学・生物・核・放射性物質テロを想定した「大量傷病者受入訓練」も毎年実施している。

驚くべきことに、感染症の大流行を想定し「病床を空ける」訓練もやっていた。いま入院患者がいる病室を、感染症専用にするため、他のフロア等に移す訓練である。一般病院ではそんな想定の訓練はまずしないし、できないだろう。

2019年7月には、「エボラ出血熱流行地より帰国した疑い患者への対応」という想定での感染症患者受け入れ訓練を実施していた。まさに、DP号事件の集団感染を想定したような訓練だった。

東京五輪に向けて「あらゆる事態に対応する」体制の整備を完成させようとしていた、まさにそのタイミングで、新型コロナウイルス感染症の問題が発生したのである。

2020年1月初旬に「中国での原因不明の肺炎発生」が伝えられた時から、自衛隊中央病院では情報収集活動を開始していた。その後、中国・武漢からの邦人輸送にともない、看護官2人を派遣。同30日からは政府チャーター機による帰国者の有症状者5人の受け入れを始めている。クルーズ船患者だけ受け入れたわけではなかったのである。

自衛隊中央病院の受け入れ患者数は、具体的には、

▽政府チャーター機による武漢からの帰国者　11人
▽クルーズ船関連　109人
▽保健所からの紹介（屋形船の乗客）など　8人

――の計128人だった。

当初は8階西病棟の感染専用エリア（10床）だけで受け入れていたのが、患者の増加にともない、西病棟にも広げ（20床）、その後も、上の9階西病棟（40床）と下の7階西病棟（60床）にまで受け入れ病床を拡大していった。その都度、元の入院患者を他の病棟へ移すと同時に、救急受け入れや節目の検査などを段階的に停止して対応した。

それは手順としては訓練どおりではあったが、患者数は想定していた数の倍で、最大入院収容数は2月20日に102人を数えた。当時、国内で最大のコロナ患者入院数だった。

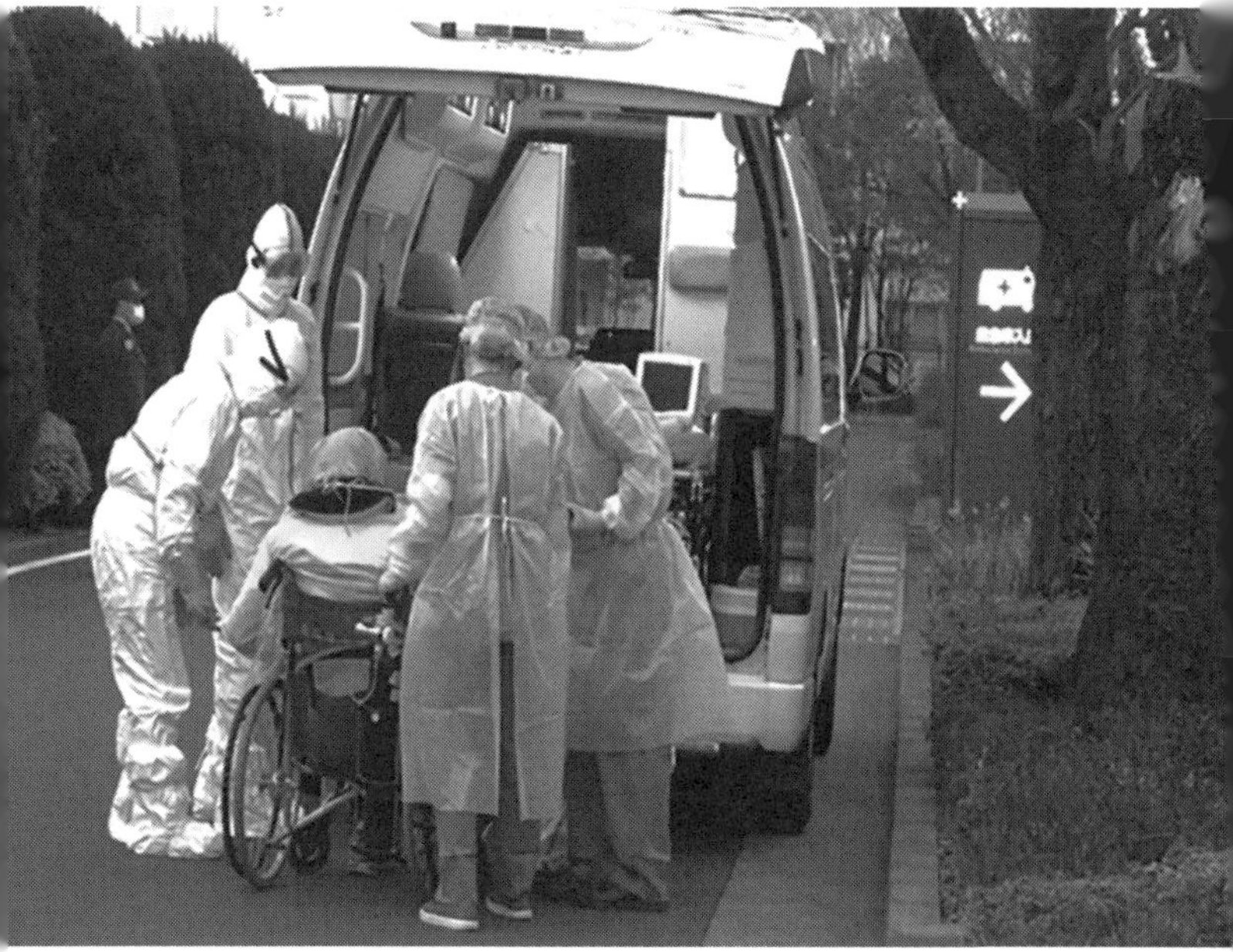

患者の搬送にも自衛隊独自のノウハウがいかされた＝自衛隊中央病院提供

DP号からの陽性患者の搬送は2月15日から始まった。

「何日目だったか、大型バスで1度に20人の患者が来たときは、さすがに焦りました」

医官の1人はそう振り返る。病院側にはたいへんな負担だったはずだ。

上部病院長が示した方針は、

「退院・家族・地域医療への医療を考慮しつつ、新型コロナウイルス感染症患者の最大限の受け入れを実施する」

——だった。日ごろから最悪を想定した訓練をしていたから、「最大限の受け入れ」にチャレンジできた。

患者が日本人だけではなく、外国人が多かったことも苦労の種となった。128人のうち67人、半数以上が16カ国・地域からの外国人だった。携帯翻訳機を駆使し、通訳を増員してもらって医療面ではなんとかなった。だが、患者の生活面のケアが難しかった。ご飯が続くと「パンにしてほしい」と言う要望が出てくる。パンを出すと、「たまには違うパンが欲しい」という要望が出る。ユダヤ教徒用の食事「コーシャ」について大使館に相談し、弁当として出したこともあった。

入院生活が落ち着いてくると、今度は「インターネットを使いたい」という声が上がり始めた。外国人患者を中心に故郷の家族と連絡を取りたがっていたのだ。病院内にＷｉ－Ｆｉ環境はない。かといって、ルータを増設する費用も時間もない。そこでスタッフが知恵をしぼって、「Ｗｉ－Ｆｉ搭載型自動販売機」を設置した。このタイプの自販機の周囲ではネットが使えるらしいと聞き、さっそく業者と相談して設置したという。

医療崩壊阻止のヒントをつかむ

もうひとつ、自衛隊中央病院の「功績」がある。患者に関する、注目すべきデータを収集し、ホームページで公表（医療従事者限定）したことだ。

ＤＰ号から搬送された患者１０４症例を分析したところ、乗客は70代、乗員は30～50代が中心で、平均年齢は68歳だった。男女は半々で、その48％に基礎疾患があり、いちばん多いのは高血圧だった。

なかでも「重症度」の割合を調べたことが重要だった。

【全観察期間の重症度】
▽無症状　31・7％
▽軽症　41・3％
▽重症者　26・9％

PCR検査で「陽性」と判断されても、7割を超える患者が無症状もしくは軽症だったということが分かった。しかも、「その（軽症の）ほとんどが一般診療の基準に照らし合わせれば、医療機関を受診するような病状ではなかった」と同病院ホームページの「考察」にある。彼らは療養していれば自然に治る患者で、人工呼吸器を装着するような重症患者は4分の1程度だった。

ただ、「全観察期間」ではなくて「入院時」に限ると、「無症状・軽症」と「重症」の割合は「8：2」であり、入院当初より日が経つにつれて症状はやや重くなることも見て取れる。さらに「無症状の感染者であっても、胸部単純CT検査にて異常影が観察されることがある」とあり、重症化するケースを最初に見分けることの難しさもあわせて指摘している。

「無症状・軽症の患者が多い」という新型コロナの特徴は、治療最前線の医師には感覚的に知られるようになっていた。だが、自衛隊中央病院のこのデータは、その感覚の正しさを証明したことで、その後のコロナ対応に重要な意味を持つことになった。

陽性患者が少ないうちはまだいい。だが、爆発的に陽性患者が増えたとき、そのすべてを入院させていたら、病床も医療スタッフも不足してしまう。ならば重症でない人たちは、「病院以外の場所」で、きちんと健康チェックを受けながら、療養してもらう必要がある。医療崩壊を防ぐ大事なポイントがこれだった。

つまり、自衛隊中央病院が「DP号患者の大量受け入れ」を行ったことで、阿南ら現場の医師がコロナによる医療崩壊を阻止するヒントをつかんだのだ。

その核となるのが「中等症」という考え方である。

詳しくは後述するとして、簡単にここで説明しておくと、「無症状・軽症」ではないが、かといって「重症」でもない、その中間の症状の人たちを「中等症」と分類する。阿南が専門とする災害医療では基本的な考え方だ。それをコロナ対策にも応用したのだった。

コロナ陽性者は「無症状・軽症」が多い。自衛隊中央病院のデータでは7割超がそれにあたる。陽性者のうち、この「無症状・軽症」の人たちを選び出し、病院外の宿泊施設や自宅で健康管理をしながら療養してもらう。残り3割を入院させ、高度な医療のもと、重症化しないようにケアしていくモデルなのである。また、これもあとで詳述するが、コロナ以外の通常の医療は止めて、「中等症」患者を専門に診る病院を「重点医療機関」に指定する。

この「中等症」「重点医療機関」という、2つの考え方に基づくモデルでなければ、感染症患者が大量に出た場合、地域の医療システムが崩壊してしまう。これこそが、のちにできあがる「神奈川モデル」だった。

もし自衛隊中央病院の受け入れがなかったら、どうなっていただろうか。病院長の上部は次のように語る。

「初期の医療崩壊が発生したかもしれませんね。高齢者施設などで感染者が出た場合、大抵はまず救急を呼びます。でも、受け入れ先がみつからない。あげく、受け入れ準備ができていない医療機関に患者を搬送し、そこで感染が広がる。何十件も受け入れ病院を探し、見つからないので、自衛隊中央病院に来た事例もありました」

表5　都道府県別搬送医療機関数と搬送患者数

	搬送医療機関数	搬送人数
神奈川	39	203
東京	25	214
千葉	17	60
群馬	10	23
茨城	9	25
愛知	8	135
静岡	7	14
山梨	6	18
長野	6	14
栃木	6	11
福島	5	7
埼玉	4	20
大阪	3	10
奈良	3	5
宮城	1	1
岐阜	1	9
合計	150	769

出典：DMAT 活動報告書（暫定版）

上部は全国の自衛隊病院から、医官や看護官らを中央病院に集め、コロナ患者の対応に当たらせた。

それは人手不足への対応ではあったが、同時にこの機会に感染症対応の実務を学ばせようと上部は考えたのだろう。

まとまった数の患者を受け入れた医療機関は、藤田医科大岡崎医療センター、自衛隊中央病院のほかに、国立病院機構千葉東医療センター、ＪＣＨＯ東京蒲田医療センター（いずれも20人以上）があった。最終的には、ＤＭＡＴは７６９人の患者を搬送した。搬送先は周辺自治体にとどまらず、東は宮城県から西は大阪府まで16都府県１５０病院に及んだ（＝表5）。重症者は県内に、そして軽い人はなるべく遠くの病院へ。

まさにＤＭＡＴが得意とする、広域患者搬送となった。

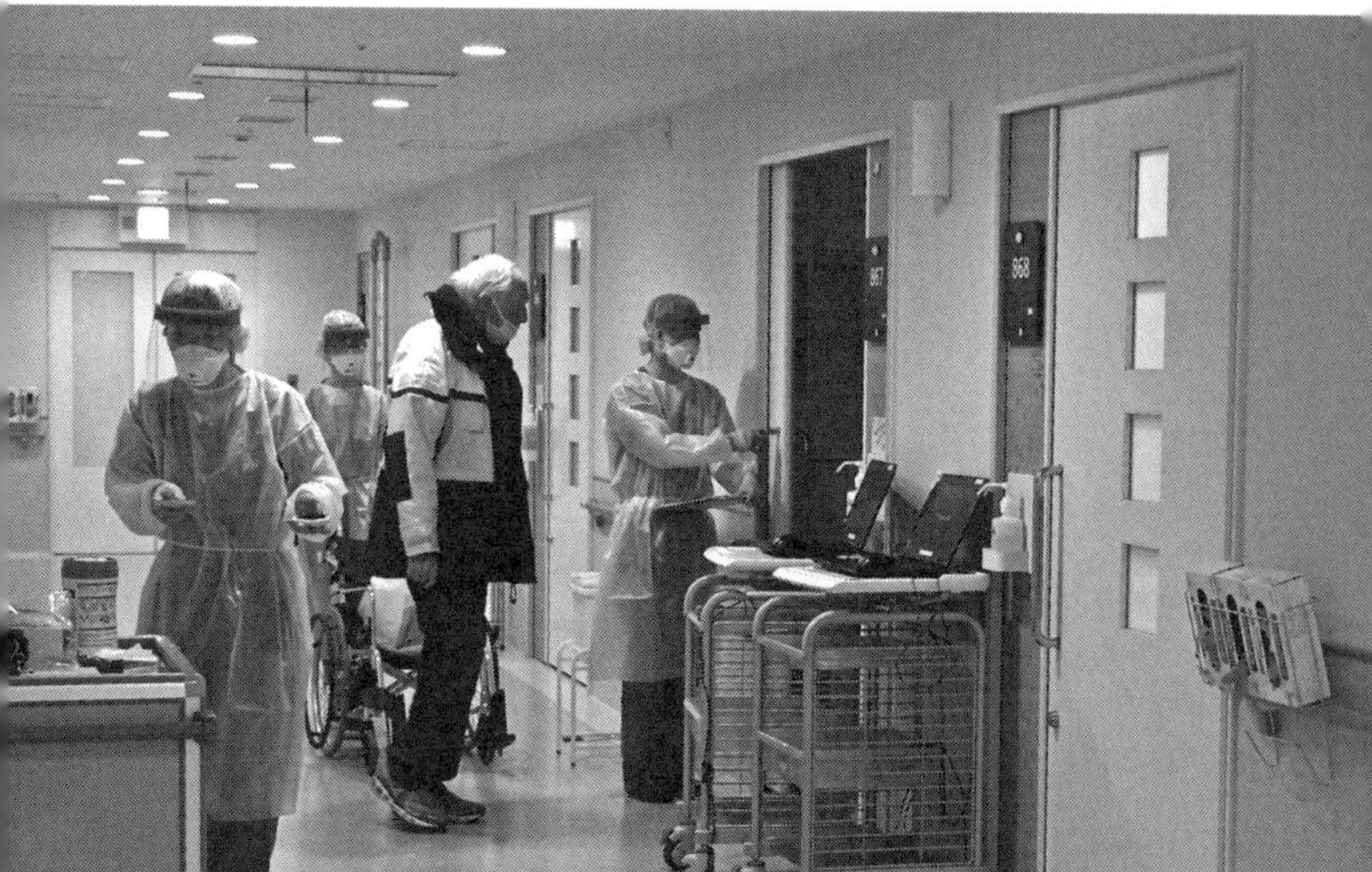

病室へ入るクルーズ船の乗客＝自衛隊中央病院提供

第3章　現場VS専門家

はしごを外す「中央の専門家」

搬送先の話にこだわって、少々先を急ぎすぎた。

大混乱のDP号に再び目を向けよう。2月15日の船内である。

2月15日といえば、DMATなどによるDP号船内の対応が、ようやく半分を過ぎた時期である。

DMAT活動報告書（暫定版）では、「初期対応期」（2月8〜9日）に続く「発生ピーク期」（10〜15日）が終わったころである。ようやく、山を越え始めた時期といっていい。

前述のとおり、この「発生ピーク期」に、近藤らが「下船対象者のカテゴリー」を定義し、①緊急搬送が必要な具合の悪い人②健康被害のリスクが高い高齢者ら③PCR検査陽性の人（比較的元気な人）――の順で優先順を設定した。

このあと、DMAT活動報告書の区分でいう「下船に向けた対応期」（16〜21日）となり、最終盤の「乗員の対応期」（2月22日〜3月1日）へ移っていく。

やはり、活動のひとつの山は15日といっていい。

新規発熱患者数でいえば、DMATが船内活動を開始した8日（64人）以降、ずっと2ケタ台だったが、2月15日からは、急に1ケタ台へ低下している（＝表6）。

これはつまり「急患」が減ったことを意味する。対策本部にもほんの少しだけ余裕がみえてきた。

この時期に記された阿南の「日記」には、日々の活動状況とは少し異なる次のような記述があった。

〈【15日】　専門家会議　「国内　発生早期の状態」　↑追跡不能の患者〉

当時の新聞記事を確認すると、翌16日には感染症対策の専門家会議（座長＝脇田隆字《たかじ》・国立感染症研究所長）の初会合が開かれ、そこで「国内発生の早期」という認識が確認されている。つまり、「国じゅうに流行している」とはいえないまでも、新型コロナウイルスはすでに国内に入り込んでいると、政府の専門家たちはこの時点で判断している、ということだ。日付のズレはあるが、阿南はこのことを、忙しい中、あえて記録にとどめていたのだ。

なぜか。阿南はこう話す。

「感染者の追跡ができないケースがパラパラ出てきて、そこで専門家会議が使った表現が『発生早期の状態』でした。つまり、もう国内に入っちゃっているね、ということ。でも、クルーズ船の中では、重症者の搬送を優先しているとはいえ、『水際作戦』もちゃんとやっている最中です。我々としては、『おかしくねぇか』ということになるわけですよ。一所懸命、水際で国内へのウイルス侵入を食い止めようとしているのに、中央の専門家たちは『もう入っちゃってますよ』って宣言しているわけだから」

阿南がそう考えるのももっともである。中央の専門家の発言は、阿南らにとってまさにはしごを外されたようなものだ。自分たちのやっていることが徒労になりはしないか。この先も水際作戦を続けるんですか、とつい言いたくなったのだろう。

表6　新規発熱患者数（ダイヤモンド・プリンセス船内）

	クルー	乗客	計
2月 7日	8	61	69
2月 8日	9	55	64
2月 9日	14	38	52
2月10日	14	34	48
2月11日	9	23	32
2月12日	5	35	40
2月13日	7	27	34
2月14日	9	15	24
2月15日	1	8	9
2月16日	4	4	8
2月17日	2	1	3
2月18日	5	2	7
2月19日	5	6	11
2月20日	1	0	1
2月21日	1	0	1
2月22日	0	0	0
2月23日	2	0	2
2月24日	1	0	1
2月25日	3	0	3
2月26日	1	0	1
	101	309	410

出典：DMAT 活動報告書（暫定版）

だが、その気持ちはぐっとこらえて、彼らは船内支援活動を続けた。隔離が始まったのが2月5日。隔離期間は「14日間」と決まっていたから、陰性だった人は19日から下船できる。その際の基本方針が政府から示された。

【下船の条件】
①14日間の健康観察期間中に発熱や呼吸器症状がない
②PCR検査で「陰性」であること
③同室に陽性患者がいた人は、拡大防止策がとられた後に①②に従って下船

船内の対策本部では、それまで続けてきたカテゴリーI～IIIの緊急患者、陽性患者の船外搬送と同時に、PCR検査で陰性だった人たちの下船作業に取り掛かることになる。その際の各機関の役割分担は次のように決められた。

【下船開始後の役割分担】
▽具合の悪い人の緊急搬送……DMAT

▽ＰＣＲ検査（全乗客に実施）……自衛隊など
▽健康確認・問診（全乗客）……ＪＭＡＴ（日本医師会災害医療チーム）
▽陽性患者の搬送……ＤＭＡＴ
▽陽性患者の同室の人などの移送……厚労省（税務大学校へ）

岩田健太郎教授という「最大の試練」

ＤＰ号船内の活動は山を越え、窮地《きゅうち》を脱しつつあるかに見えた。ただ、危機というものは得てして、ものごとが順調に動き始めると、揺り戻しがくるものだ。まるでそこで働く者へ試練を与えるかのように。

ＤＰ号でも、その試練がやってきた。それも特大クラスの試練であった。

感染症を専門とする神戸大学の岩田健太郎教授が、船内の感染症対策・防護対策の不十分さを動画投稿サイト「ユーチューブ」上で暴露、告発したのである。

まずは、この件を扱った毎日新聞の記事を再録してみよう。

〈「船内はものすごく悲惨な状態で、心の底から怖いと思った」――。クルーズ船「ダイヤモンド・プリンセス」に立ち入った感染症の専門医が、船内の感染対策の甘さを指摘する動画を（2月）18日夜、ネット上に公開して波紋を広げている。

動画投稿サイト「ユーチューブ」に公開したのは、神戸大の岩田健太郎教授。厚生労働省の災害派遣医療チーム（DMAT）に同行し、同日乗船した。

船内の状況について岩田氏は、ウイルスがいなくて安全な「グリーンゾーン」と、ウイルスがいる恐れがある「レッドゾーン」が区分けされておらず、「どこが危なくてどこが危なくないのか、全く区別がつかない」と説明。本来は「レッドゾーンでだけ防護具をきちっと付けて、それを安全に脱ぐことで初めて安全が守られる」が、実際には防護具を付けている人とそうでない人が混在していた。さらに「発熱している人が自室から歩いて医務室に行っている」と指摘。船内での感染拡大を察知するための発熱についても、記録が適切に取られていなかった。

船内で改善策を提言しようとしたが、機会を与えられなかったという。DMATの医療従事者たちが自分の病院に戻った時に「そこから院内感染が広がりかねない」と懸念。「い

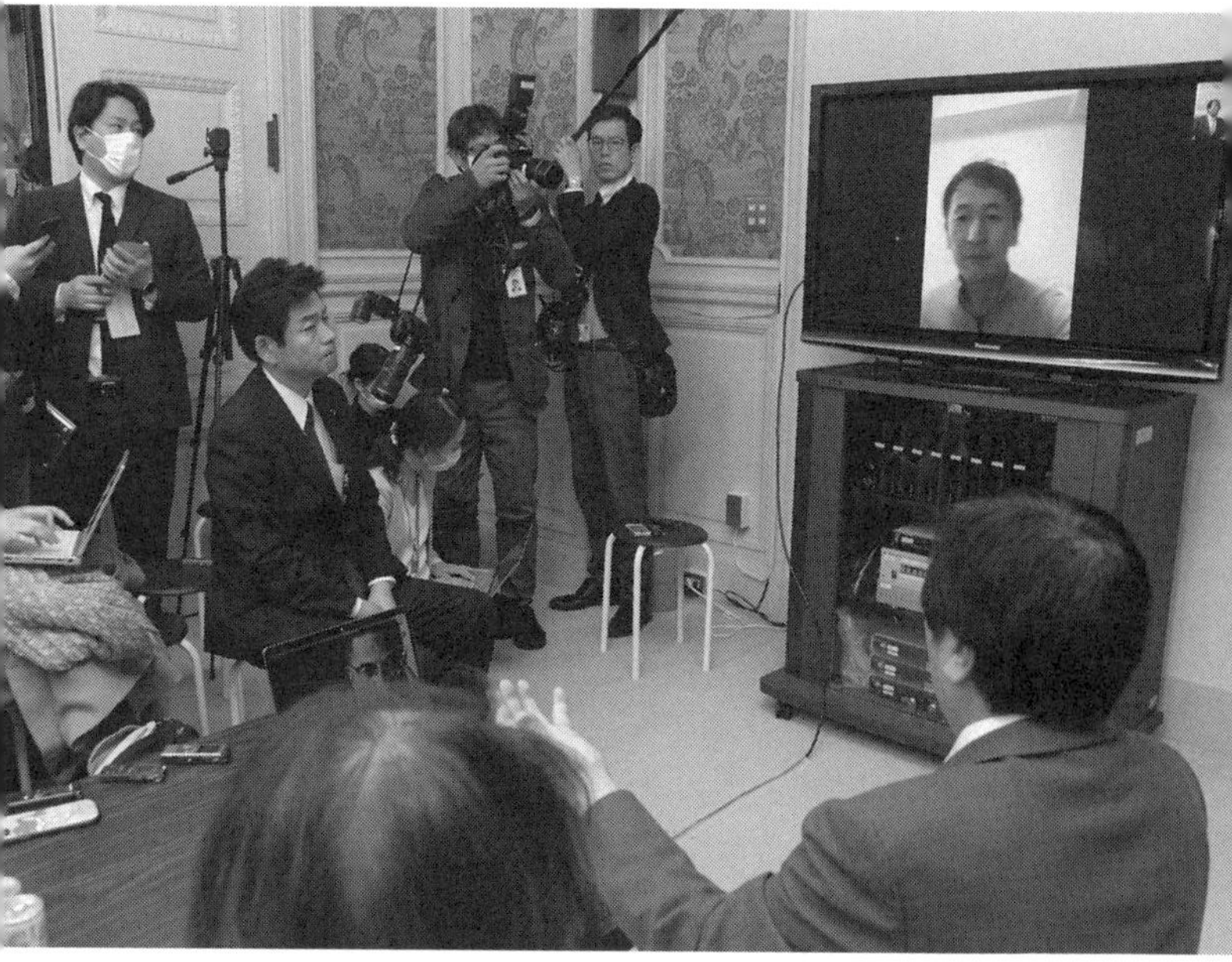

岩田健太郎教授に質問する野党の国対幹部たち

ま私が感染を起こしていても、全く不思議ではない」と述べ、自身も部屋にこもっていることを明かした。

一方、菅義偉官房長官は19日の記者会見で、ゾーンの区別がされていないという指摘に対し「イエスかノーかでは答えられない」と回答。「乗員についてもマスクの着用などの感染制御策を徹底するとともに、感染が確認された場合には同室の乗員も自室待機にするなど、感染拡大防止に徹底して取り組んでいる」と強調した。〉

（2020年2月19日、毎日新聞）

岩田教授の著書『新型コロナウイルスの真実』の巻末にある経歴によると、「ニューヨークで炭疽菌テロ、北京でSARS流行時、またアフリカではエボラ出血熱の臨床を経験。帰国後は亀田総合病院（千葉県）に勤務。感染症内科部長、同総合診療・感染症科部長を歴任する」とある。世界の過酷な現場を踏んだ感染症の専門家だ。

そうしたウイルス感染症のプロ中のプロが、DP号内部の感染症対策を「悲惨な状況／心底怖いと思った」とこき下ろしたのだった。

岩田教授は同じ内容の動画を英語でも投稿。さらに20日には、日本外国特派員協会で、

「ダイヤモンド・プリンセス号に乗船して」と題された会見を開いている。

これによって多くの海外メディアが「日本の感染症対策の杜撰《ずさん》さ」について先を争うように配信した。乗客の半数は外国人である。海外メディアの関心が高いのは当然であろう。

当時、クルーズ船内の情報はあまり外部には流れて来なかった。隔離された当事者の乗客が書いた本（『パンデミック客船「ダイヤモンド・プリンセス号」からの生還』小柳剛著など）をあれこれ読んでみると、船内の乗客にも情報は伝わっておらず、不安を募らせていたようだ。船外のメディアにはなおさらだった。

いったい中で何が起きているのか。適切な感染症対策が行われているのか。どんな方向性をもって対応し、いま何をしている段階なのか。日ごとに多数の陽性患者が判明し、その都度搬送されている状況下で、ＤＰ号からの情報発信が極端に足りなかったことは間違いない。

そんな中に、「世界を渡り歩いた感染症のプロ」が船内に入った。そして「心底怖い」と批判したことで、国内でもネットを中心に拡散していった。

岩田教授の投稿動画が、20日朝までに削除されたことも、さらに疑心暗鬼を呼ぶことになった。

ただその後、岩田教授はたった2時間程度しか船内にいなかったという事実が明らかになる。また、どんな資格で船内に入ったのかについても説明があいまいになってくる。

岩田教授を支持する人たちは「官邸から圧力がかかった」と主張し、不支持派は「政権批判勢力が岩田教授の名を借りて批判しているだけ」と言い募《つの》った。

ネット上の議論はさながら泥仕合の様相を呈していった。

2日後の毎日新聞が、再び、その様子を記事にしている。

〈神戸大の岩田健太郎教授が新型コロナウイルスの感染が拡大したクルーズ船「ダイヤモンド・プリンセス」号の検疫について、政府の対応をインターネット上に投稿した動画で批判した問題で、岩田氏は20日朝までに動画を削除した。これに先立ち、岩田氏の乗船に関して「助言した」とする医師が19日夜、岩田氏の事実誤認を指摘するメッセージをネット上に投稿していた。菅義偉官房長官は20日午前の記者会見で、動画の削除に政府が関与したかを問われ、「関与していません」と語った。

岩田氏とみられるツイッターのアカウントには20日朝に「動画は削除しました。ご迷惑をおかけした方には心よりお詫び申し上げます。これ以上この議論を続ける理由はなくなったと思います」とのメッセージが投稿された。

岩田氏は18日に「ダイヤモンド・プリセンス」に乗船した経験談として、「ウイルスが全くない安全なグリーンゾーンと、ウイルスがいるかもしれない危ないレッドゾーンが、ぐちゃぐちゃになっていて、どこが危なくて、どこが危なくないのか全く区別がつかない」などと政府の対応を批判していた。

これに対して、「クルーズ船の現場で対応にあたっている」という医師が自身のフェイスブックに投稿。岩田氏について「船内にいたのは2時間弱でご覧になったのはラウンジ周辺のみ」「感染症医として『ぐちゃぐちゃ』と表現されるのは、分からないこともありませんが、ゾーニングがまったく行われていないかのような誤解を与えます。実際はゾーニングはしっかり行われています。完全ではないにせよ……」などと説明した。

さらに岩田氏が「検疫所の方と一緒に歩いてて、ヒュッと患者さんとすれ違ったりするわけです」としたことに対して「さすがに、これは違います。そのような導線にはなっていません。患者ではなく、乗客ではないかと思います」と反論。「聞いたら、そもそも常駐してるプロの感染対策の専門家が一人もいない」との情報に対しても「毎日、感染症や公衆衛生を専門とする医師が乗船して指導している」とした。

また岩田氏が現場で感染対策のアドバイスを行ったことで「現場が困惑してしまって、『あの方がいると仕事ができない』ということで下船させられてしまった。岩田先生の感染症医としてのアドバイスは、おおむね妥当だったろうと思います。ただ、正しいだけでは組織は動きません。特に、危機管理の最中にあっては、信頼されることが何より大切です」と述べた。

さらに「政府を批判することは構いませんが、解決を与えないまま現場を恐怖で委縮させるのは避けてほしかった。初めての取り組みで失敗がないわけがありません。残念ながら、日本人は危機に直面したときほど、危機そのものを直視せず、誰かを批判することに熱中し、責任論に没頭してしまう傾向があると感じています。不安と疑念が交錯するときだからこそ、一致団結していかなければと思っています」と述べた。〉

（2020年2月20日、毎日新聞）

岩田教授は何を見たのか

岩田教授が船内にいた時間については、彼自身が著書『新型コロナウイルスの真実』の中でこう書いている。

〈誰の差し金かは分かりませんが、とにかくぼくはダイヤモンド・プリンセスに入ってから、2時間で追い出されてしまいました。〉

この記述から、船内滞在時間が2時間前後ということは間違いないのだろう。ただ、滞在時間の長短自体はさほど意味はないともいえる。短時間でも、その道の専門家がみれば、その措置が適切かどうかはわかるかもしれない。

では、「乗船資格」についてはどうだろうか。同書によると、この間の経緯について、まず厚生官僚から「DMATとして入り、感染管理はやらないで」と言われていた。だが現場に着いたら、逆にDMATのトップから「あなたは感染症の専門家で、DMATではないんだから、感染管理をやってください」と言われたとある。

船内でDMATを仕切っていたのは厚労省DMAT次長の近藤だ。岩田教授の記述について聞いてみたら、こういう返事だった。

「ＤＭＡＴとして船内に入り、ＤＭＡＴとして発言するなら、私が責任を持たなければならないので、それは許可できない。あなたは感染症の専門家なんだから、それは好きにしろ。そう言いました」

実は近藤のこの発言には深い意味があるので、それはあとで考えてみたい。

あとは告発動画をすぐに削除した点もある。岩田教授はなぜ、削除したのだろうか。官邸かどこかの圧力があったのだろうか。彼の著書にはこう書いてある。

〈ぼくが動画を出した効果が確認できたことが、削除した理由の一つです。／もう一つ、動画を削除した最大の理由は、船内の現実を伝えるために動画を公開したのに、政府の敵側に立つか、味方側に立つかみたいな本質から外れた場外乱闘の道具に使われ始めたからです。それが嫌だったので、感染対策を向上させるという目的の達成を確認してすぐに削除しました。〉

動画の削除といえば、橋本岳・厚労副大臣のツイートも、この騒動に影響を与えた。

20日、岩田教授の指摘に反論する形で、「左手が清潔ルート、右側が不潔ルートです」とコメントをつけて自身のツイッターに写真を投稿した。だが逆に「写真は、むしろ感染症防止対策ができていない証拠だ」という批判を招き、すぐ削除している。

船内の感染症対策は実際のところどのような状況だったのだろうか。

まず事実として押さえておかねばならないのは、12日に検疫官、17日に厚労省職員1人、18日にDMAT隊員1人、20日に厚労省職員と内閣府職員から1人ずつ、24日に厚労省職員と検疫官1人ずつと、陽性患者が相当数出ていることである。

この点からいえば、対策は「完璧」ではなかった。それは間違いない。

では、完璧ではないにしても、どれくらい有効だったのか。あの大混乱の状況下で実施した対策としては及第点が出せるのか。岩田教授ではない、感染症の専門家の関与はあったのかなかったのか。そのあたりが論点になってくる。

批判された「船内の感染対策」の真実

この問題に関する厚労省の報告書等の記述は木で鼻を括《くく》ったように短く、内容がよくわからない。そこで、当時、現場責任者として船内を統括していた橋本副大臣のブログから、当時の対応をみてみたい。ポイントは以下である。

【橋本副大臣がまとめたDP号内の感染症対策】（副大臣のブログより）
○乗客は個室管理（2月5日〜）。iPhoneを配布し、動画で正しい手指消毒法を講習
○船内の空調は循環をとめた＝製造メーカーの技術担当者へ依頼
○対策本部と、診療・検体採取チームの拠点は明確に区分
○乗客に接するチーム員はN95マスク、フェイスシールド、ガウンなどを着用
○その着脱は決められたエリアで実施
○乗客と接しない本部要員等も食事時以外はマスク着用
○各人が携帯型ポシェットでアルコール消毒液を持ち歩く

また、乗員が各客室に食事を運ぶことについて、「感染拡大につながらないか」と不安を訴える乗客も多かった。

この点についても、橋本副大臣は最後にこう述べている。

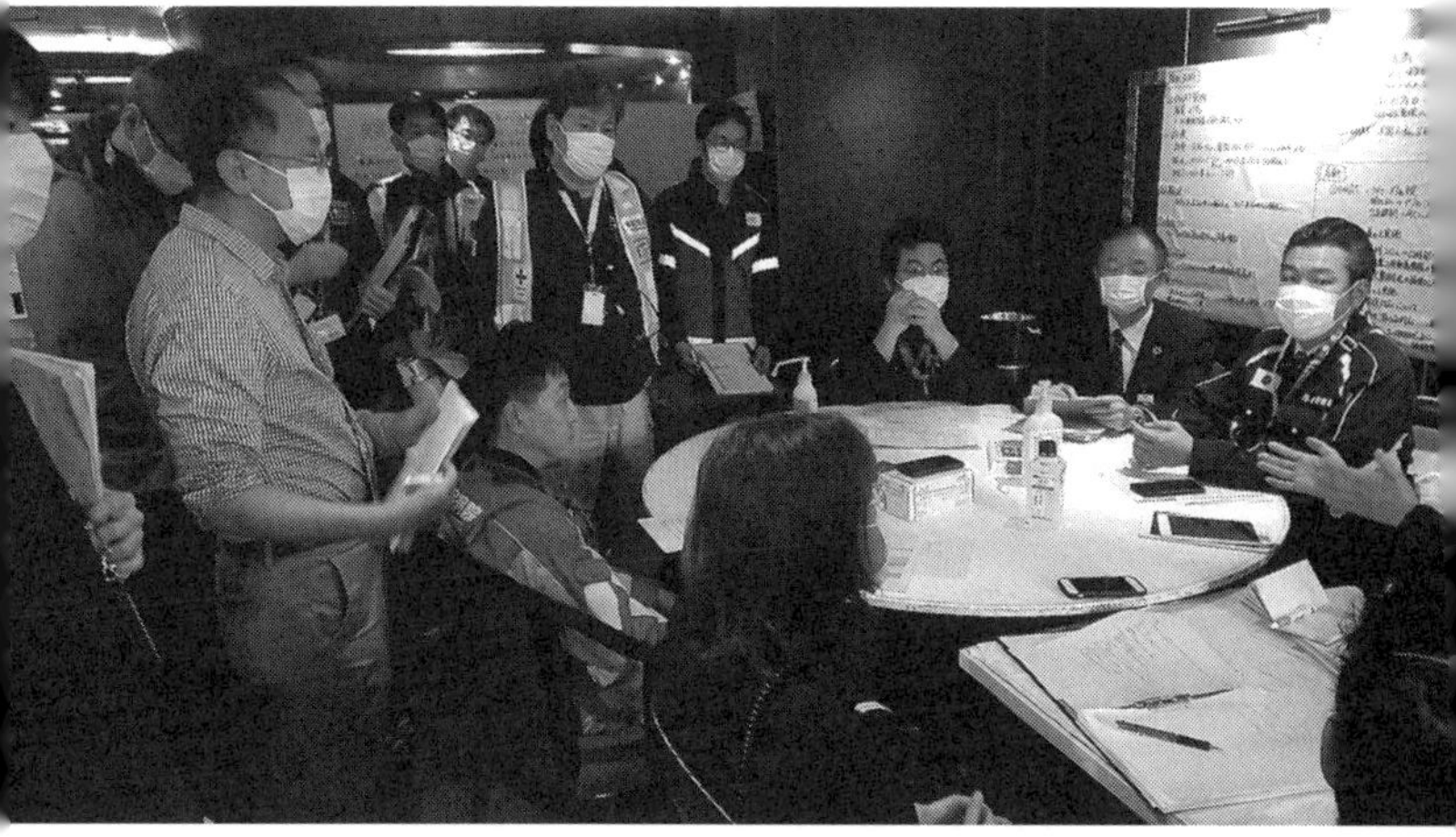

ダイヤモンド・プリンセス号船内に設置された対策本部のミーティング風景。右端が橋本岳厚労副大臣、1人おいて左が近藤久禎・厚労省DMAT事務局次長＝厚労省DMAT事務局提供

〈乗員に乗客の配膳サービスを行わせていることが感染拡大のリスクとなり得ることはもちろん承知しています。しかし発熱や呼吸器症状のある乗員についてはメディカルセンターの指示で出勤を取りやめ乗員室に隔離されていました。加えて専門家による手指消毒の徹底などの教育が行われ、またそれが例えば食事の際にも守られているよう監視する人員を配置してまで感染コントロールに最大限の対応をしていました。〉

一方、支援活動の中心を担ったＤＭＡＴは、この船内における安全管理についてどう考えているのだろうか。

ＤＭＡＴ活動報告書（暫定版）では、活動全般を記述する中で「⑤安全管理。感染防護」という項目を立てて詳述している。ちなみにこの報告書には、役所の無味乾燥な報告文とは異なり、今後活動する隊員たちの「教訓」になるように誠実な記述に徹し、そして湧き上がってくる感情をぐっと抑えながら、冷静に書こうという意気込みが感じられる。

そこでまず述べられているのは、船内の感染症リスクについてどう判断したかということである。

【リスクの判断】（DMAT活動報告書より）
○活動当初、多数の発熱患者への対応の遅れ、定期処方薬剤の供給の恐れがあり、新型コロナによる直接・間接の死亡が懸念される事態であり、医療介入をしないという判断は困難な状況であった。
○一方、新型コロナウイルスによる感染は、原則として飛沫・接触感染予防策で可能であり、また、感染した場合の致死率も高くないと考えられた。
○これらの状況から、船内における活動は安全対策をすることで、感染する可能性は0にはできないが、活動可能であると判断した。

これは船内の感染対策に言及する前の段階として、そもそもDMATが活動していいかどうかをどうやって判断したのかを示している。少し説明が必要だろう。

まずは「発熱患者への対応が遅れ」、そして「持病を持った人の薬の処方が遅れ」たことを素直に認め、乗客乗員に「死者」がでるかもしれない緊急事態だと認定している。

そのうえで、「医療介入」、つまり災害派遣医療チームである自分たちがこの困難な現場で活動しなければならないと決めた、という。これは決意表明にほかならない。「……しないという判断は困難」という言い回しに、不退転の意思が読み取れる。

感染の危険はあるが、とはいえＤＭＡＴは決死隊ではないということが、続く2項目で説明されている。医学的な知見から考えて正しく感染症対策を実施すれば、感染リスクをかなり下げられるのである。

そして、最後の3項目で「感染する可能性は0にはできない」と明言している。災害医療の現場でゼロリスクの状況などありえない。これは彼らの常識である。完璧に安全ではないにしても、専門知識があれば危険は十分回避できるし、自分たちはそれでやっていくのだと、言い切っているのである。

「差別」を覚悟していたDMAT

このあたりのことは、近藤に聞くしかない。彼は「覚悟と言い訳」という独特の言葉を用いて詳しく説明した。

――報告書は、まず「リスクの判断」について、つまり、DMATが活動を始める経緯について述べることから始まっています。

「やったことで得られる成果と、その際のリスクは、バーターで考えなければならないと思います。やらなければリスクはないけど、われわれが入れば、当然、リスクを負わなければならない。多少危険度が上がっても、あの現場ではリスクを取って入らざるを得ない状況でした」

――そういう状況判断についてはＤＭＡＴでは教育しているのですか。

「もちろんやっています。ゼロリスク、リスクがまったくない、というのはありえない。だから『運が悪かったらお前たちは死ぬんだ』ということは、ＤＭＡＴの教育の中でしっかり教えています。そして、そのときの『言い訳』のために、しっかり安全対策を考えなさいといっています。安全対策は『覚悟と言い訳だ』と、私はいつも教えています」

――「覚悟」はわかりますが、「言い訳」というのはどういう意味ですか？

「われわれが事故に遭ったとき、『安全対策はしっかりやっていましたが、不幸にも事故が起きました』と言い切らなければならない。その時点で可能な限りの知見を集めて安全対策を講じ、訓練を精一杯やって臨《のぞ》んでも、一定確率で事故は起きる。腹を決めて、そう言い切れるかどうかなんです。

安全対策をしていても、ヘリが落ちる可能性はゼロではない。地震の被災地なら余震の発生もありえます。それを「ゼロにする」なんてことは言えないし、言わない。できるだけゼロを目指すけれど、ゼロは不可能です。ただそういうポリシーを立てることが大事なんです。ポリシーを立てたあとは、運ですから。

一方で、新型コロナウイルスは標準的な予防策を取っていれば感染を防げるといわれていました。さらに、当時の中国・武漢のデータだと、この感染症はエボラ出血熱のようには重症化しないことが分かっていました。だから船内での活動はなんとか可能だろうと判断したわけです。

そのうえで、事前のブリーフィングでは『船内活動にはリスクがある。それを自ら判断し、自分には負えないリスクだと思う者は活動を拒否できる』ということを全員に告げました。それから、活動後に差別的な扱いを受ける可能性についても説明しました」

――「差別的な扱い」を受ける?

「私自身が差別を受けたから、それがわかるんです。福島原発の派遣で、われわれが活動を終えたあと、いろいろな差別を受けました。私なんか、自分の病院の敷地内に入るなとさえ言われましたから。私の家は自分の病院の敷地内にあったんですけどね（笑）」

近藤はとても大事な話をしていると感じる。未解明な部分の多い感染症が蔓延している現場で、支援に入るとはどういうことなのか。しかも、支援した者が差別を受けることもある。そうした不条理に対してどんな心構えが必要なのか。そういうことに関する、とても大事な話だ。

感染症専門家チーム撤退の謎

ただ、ここではもう少し、ＤＭＡＴの感染症対策の具体的な中身についてみていきたい。

報告書では【活動開始時の船内活動における安全対策の方針】という項目で、感染症対策でいちばん重要とされる「ゾーニング」（区域分け）や「個人防護」について説明している。また【活動要員のフォローアップ】の項目では、ＤＭＡＴ隊員が活動を終えたあとの健康観察期間設定などが書かれている。

このあと、感染症対策について日を追っての記述が続くのだが、岩田教授の動画投稿が、船内でどう受け止められたかを知る重要な資料なので、詳しくみていく。

まず2月11日。日本環境感染学会の感染対策チーム（ＩＣＴ）が船に乗り込み、ＤＭＡＴ隊員や自衛隊医官らが船内で実施していた感染管理体制についてチェックしている。専門家の判断は「問題なし」だったという。

このときＩＣＴは「ダイヤモンドプリンセス号サポートメンバーの皆様へ」（2月12日付）というＡ４版１枚の文書を船内スタッフに配布している。

これは「基本的感染対策について」「手指衛生とマスクの取り扱いについて」「検体採取の手順について」「患者、遺伝子検査陽性者搬送ルートについて」の４項目について箇条書きでまとめ、安全対策装備品の種類や消毒の手順などを具体的に指示したものである。

また、ＩＣＴは乗員が食事を客室へ提供することについても「問題なし」と伝えている。

これは現場責任者だった橋本・厚労副大臣のブログの内容とも合致する。

文書が配布された12日には、検疫職員の感染（ＰＣＲ検査で陽性判定）が出た。ただ、この職員はほかの船内スタッフとは活動期間が異なっていたため、従来どおりの感染対策を継続することにした。

ＩＣＴの専門家から、細かい注意はおそらくあったのだろう。だが、船内を見て回った感染症の専門家は、ＤＰ号の感染対策は大筋で問題ないと認めた。

専門家のお墨付きをもらい、船内の医師たちは安堵《あんど》したことだろう。そして彼らは、この専門家チームがこれ以降も船内で感染対策を指導してくれるとばかり思っていた。

ところが――。

14日にＩＣＴは撤退してしまう。その理由は詳《つまび》らかにされていない。ただ「学会および派遣元病院の判断」とだけ説明されている。これ以降、感染対策は国際医療福祉大学、国立国際医療研修センターが担当することになったという。

専門家チーム撤退の影響は大きかった。現場では「プロの専門家が危険を感じてＤＰ号から撤退したのではないか」という疑心暗鬼が広がった。お墨付きを与えながらも、本音では「ヤバい」と感じていたのか。だから、わずか3日間で帰ってしまったのか……。

乗客らの心のケアに向き合っていたＤＰＡＴ（災害派遣精神医療チーム）も、18日に船内活動からの撤退を決めた。

船内で活動する医師らは、カネが欲しくて来ているのではない。名誉、名声を得たいからでもない。ただ、困っている人を助けたい、救える命を救いたい、そう考えてそれぞれの仕事を休んで来ているのである。新型ウイルスへの恐怖はもちろんある。でも、「きちんとした対策をすれば大丈夫だ」と専門家にも言われている。それだから、ギリギリの状況に耐えてきた。

ところが、そのお墨付きを与えた本人がいなくなったのである。

では、ＤＭＡＴはどうする――。

近藤は、こういうときに肝が据わる。1日ごとの新規発熱患者数が14日をピークに15日から減少傾向に転じている。数字を見る限り、船内の感染はある程度コントロールできている。こんなときに、ＤＭＡＴが逃げ帰れるわけがない。

無責任な「専門家」への不信感と不満

報告書はつとめて冷静に、こう記している。

〈ＤＭＡＴが撤退すると船内医療活動の背骨がなくなってしまい、船内での医療活動に決定的なダメージを与えることを考慮した結果、活動は継続と判断した。〉

実際には、考慮も検討もしていないはずだ。そうする間もなく、近藤は継続を即決したのだろう。専門家が離脱してもDMATはやりぬく。ほかに選択肢はなかった。最初の「リスクの判断」と方向性は同じだ。「新型コロナによる直接・間接の死亡が懸念される事態であり、医療介入をしないという判断は困難な状況」だからである。

船内活動に参加した、ある医師はこう話す。

「あんたら（環境感染症学会のチーム）が危ないと感じてこそこそ撤退していく現場に、われわれ専門外の医師は残していくんだな。そういうことだよな、って言ってやりたかったですよ」

いわゆる「専門家」と名の付く人たちへの不信感、不満が、船内で活動する医療関係者の間で最高潮に達した、まさにそのときに、世界で感染症の現場を歩いてきたという岩田教授が、船内にやってきたのだった。それは、岩田教授にとっても、そして、船内活動をする医療チームにとっても不幸なタイミングだったかもしれない。

船内からの情報が乏しい中、感染症のプロがその「不備」を告発したことの影響力は破壊的だった。船内で不安を感じていた乗客も、情報不足に不満を持っていた国内外のメディアも、そして安倍政権に批判的だった人たちも、みんな岩田教授の発信に飛びついた。一方、安倍政権の支持者たちも黙ってはおらず、ネット上で岩田教授への個人攻撃を始めたのだった。真実はどうだったのか。それはあまり、問題にされなかった……。

これが、岩田教授が前掲書で自ら書いた「本質から外れた場外乱闘」という言葉の意味なのであろう。

岩田教授が与えた「深刻な悪影響」

一方、DMAT側から見れば、事態はこう見えていた。

発熱患者は減り始め、検疫活動や重症患者搬送もようやく軌道に乗り始めていた。そのタイミングで感染症の専門家が撤退した。彼らへの不信感が高まっていたそのときに、新たな感染症の専門家が強引に乗り込んできて、たった2時間、船内のごく一部だけをうろうろした挙句、船内の対策本部と議論することもなく、世界中に「DP号の感染症対策の不備」を発信した……。

完璧な感染症対策より重症患者の搬送を優先しなければ患者の命が危険にさらされるということを、果たして「専門家」は理解していたのだろうか――。

船内にいた医療関係者の共通した思いはこのようなものであったろう。

船内活動を仕切った近藤の、岩田教授に対する言葉を思い出していただきたい。

「ＤＭＡＴとして船内に入り、ＤＭＡＴとして発言するなら、私が責任を持たなければならないので、それは許可できない。あなたは感染症の専門家なんだから、それは好きにしろ。そう言いました」

後半部分はとくに、こうした経緯から出た言葉なのであった。「好きにしろ」のフレーズはこれ以上ない、不信感の表明なのだ。あえて文末につけ加えるとすれば「どうせそのまま、安全な場所へ帰るんだろうから」となるのかもしれない。

さらに、深刻なことが発生した。

岩田教授の動画投稿のあと、派遣予定だったチームのキャンセルが相次いだのだ。隊員の派遣元の病院に不安が広がった結果であろう。ただでさえ人員が足りない船内活動にとって大きな痛手だった。動画投稿が「実害」をもたらしたのである。

前述のとおり、18日にはDMAT隊員が、そして20日には厚労省職員と内閣府職員の感染が判明している。岩田教授が動画を投稿したまさにその時期だった。立て続けに支援要員の陽性患者が出たということで、船の外にいる人々は岩田教授の「船内はものすごく悲惨な状態で、心の底から怖いと思った」という指摘を、そのままストレートに受け取ったのだ。

まさに最悪のタイミングだった。

船内活動の中心を担ってきたDMATチームが減っていく。

日本環境感染学会の感染対策チーム（ICT）撤退後に派遣継続を決めた際の報告書が、DMATも撤退したらどうなると書いていたか、思い出していただきたい。撤退すれば「船内での医療活動に決定的なダメージを与える」と明記していた。船内活動は、このときまさにその「決定的なダメージ」を被《こうむ》ろうとしていた。

対策本部はDMATの要員確保に追われた。交渉の結果、いまいるチームが活動継続を決めた。それでも活動できる人数は相当、減った。戦力ダウンである。対策本部にとって唯一の救いは、新規の発熱患者が減り始めていたことであった。

第4章　祝福なき大勝利

岩田教授の何が問題だったのか

岩田教授のことについては、船内の安全管理にかかわる重要なことなので、阿南にも、近藤にも、堀岡にも詳しく聞いたし、議論もした。

厚労省の堀岡は端的にこう述べた。

「彼が言ったような基本的なことを、われわれが知らないわけがないだろう、ってことですよ。こうするしかないから優先順位をつけてやっていたんです。１００％完璧な感染対策ができていないことなんか分かっていますよ。だから、何なの？　ってことです」

リスクをゼロにするとしたら、船内に置いた対策本部の機能を全部、船外に置き、検査や診察はすべて船外から防護服を着て入り、終わったら、また船外に出て、防護服を着替えて次の人へ、ということを繰り返さなければならない。大げさに言えばそういうことだ。だが、そういう対策を取っていたら、ただでさえ人員が不足している中、重症患者の搬送オペレーションはより遅れていただろう。だから、次善の策として当時投入可能だった人員と資材で最大限のやりくりをしていたのだ。堀岡の言っているのはそういうことだ。

岩田教授は確かに感染症の専門家ではあるだろう。だが危機管理の専門家ではない。感染症の知見だけで現場が動いているわけではない。DP号は大勢の陽性患者と、そうではないさらに大勢の乗客・乗員がいて、そしてそこに多方面から派遣された医療関係者が入り混じって活動している、危機管理が優先される現場だ。

県庁の対策本部で患者搬送を指揮していた阿南も、堀岡と同じ認識だった。危機管理の現場なのだから、科学的な知見だけでなく、もっと広い視野をもって考えるべきだった、と彼は語る。阿南も当然ながら、岩田教授の動画とその悪影響に「怒り心頭」だったはずだが、感情は抑えつつ、次のようなたとえ話を持ち出しながら説明した。

「円錐形を真横から見れば『三角形』、下から見れば『円』だよね。先端だけみれば『点』

かもしれない。でも、実態はいずれも円錐なんですよ。だから、物事はいろんな視点、いろんな角度から見る必要があるってこと。いろんな人が入り混じって議論したり行動したりするとき、それがわかっていないとダメだ。僕は会議であえて流れと逆の意見を言うことがある。みんながそろって『三角形』だと言っていると危ないから」

「岩田教授は、思い込みが強く、周りが見えないタイプじゃないだろうか。医師にはわりとそういうタイプがいるからね。彼は船内にたった2時間しかいなかった。まさに円錐の『点』のところを見ていた。それで『危ない』と言った。でも彼は全体を見ていたのか。自分が見た世界だけが正しいと思っているなら、子供と同じだと私は思いますね。人間には多角的な視点が必要ですよ」

阿南は人の話によく耳を傾ける人物だ。タイミングを外さず即決するが、いろんな人からいろんな意見を集め、決して独断専行にはならない。

ＤＰ号事件から半年たった後、驚かされたことがある。

阿南は事件のあと、請《こ》われて神奈川県の新型コロナウイルス感染症対策を仕切る県医療危機対策統括官になるのだが、ある朝の庁内ミーティングを見せてもらった。

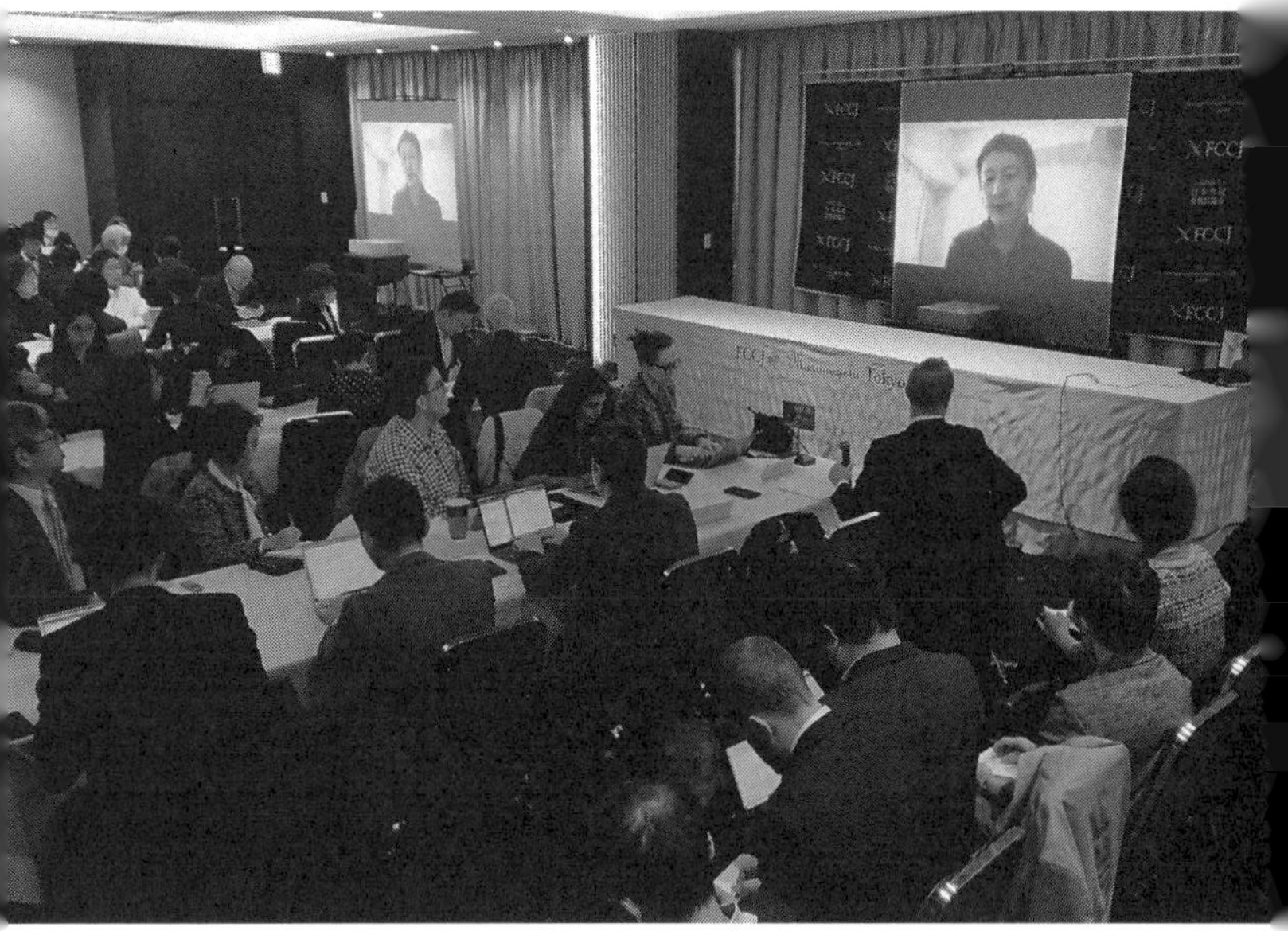

スカイプを通して記者会見に臨む神戸大の岩田健太郎教授

県内の医療事情は事件の半年後もかなりひっ迫していた。にもかかわらず、阿南が司会するミーティングの雰囲気は暗くはなく、むしろ明るかった。

県の担当者や医師、看護師、保健所の保健師、医療データ収集・分析担当者ら、さまざまな職種が入り乱れるミーティング会場では、率直な意見が飛び交っていた。冗談が飛び交い、笑い声も聞こえる。参加者が互いの立場を認め合って、本音の意見を述べる。そうしないと議論は正しい方向に向かわないものだが、阿南の力がそうさせていると感じた。

役所の会議がこれほど整然と運営されることなど普通はありえない。阿南の会議には、ある種の爽やかさすら感じてしまった。

それはまさに、いま医療・介護の現場でよくいわれている「多職種連携」を体現しているようであった。末期のがん患者や重度の認知症を抱える高齢者など、医師だけでは支えられないような人たちを、看護師、薬剤師、ケアマネジャー、救急隊員から元患者、遺族まで、さまざまな職種が連携して支えていく。チームワークを機能させるために、見る視点の異なった人の話をよく聞くことが大前提となる。

実は、この多職種連携が苦手な医師は少なくない。病院という「閉じた世界」の中で、治療者という「特権」を与えられた医師は、「王様」のようなふるまいが身についてしまいやすい。本人は気づかなくても、患者本人や看護師らはよくわかっている。

「自分の意見に固執する人」と「人の意見を聞く人」

逆に阿南はどうやって「円錐を全体としてみる」力を身に付けたのだろうか。思い出すのは、8年前、阿南と初めて対面したときの言葉である。

なぜ救急医を目指したのか、どうして被災地におおむね48時間で飛び込むDMATの創設にかかわったのかといった質問をしたとき、彼はしばらく考えて、こう言った。

「たぶん、小学3年生のとき、素晴らしい先生と出会ったからですね……」

阿南は当時、川崎市内の小学校に通っていた。担任の笠原登先生の授業は先進的で、当時の文部省や他県からも視察が来るほどだった。

笠原先生は上から押し付ける画一化された授業というものを嫌い、徹底的に子供に意見を言わせた。教室では机を「コ」の字型に並べさせ、互いに顔が見えるようにしてよく話し合いをさせた。先生のほうから「正解」を言うことはない。子供同士で話し合わせて、その答えをみんなで見つけるという趣向の授業だった。

腕白な子も、ワガママな子も、男子も女子も、障害を持つ子も、勉強ができてもできなくても、自分の頭で考え、意見を言いたいときは手を挙げ、起立して、発言の順はみんなで決めた。障害を持つ子のほうが、実は本質をとらえていることもよくあった。

そういうことを肌で感じた。だから、阿南はほかの人の話を聞くようになった。

もともと線が細い子どもで、よく胃が痙攣《けいれん》して病院に運ばれていた。敏感な子どもだった。でも、本はあまり読まなかったという。そういう少年が笠原先生の授業によって、「いろんな人がいる」と気づき、本を読み始め、「人のために何かしたい」と考えるようになった。

そうして医師になろうと決意、なかでも「医療の原点」ともいうべき救急医を目指し、災害時に被災地へ駆けつけるDMATの創設にかかわり、東日本大震災の被災地にも行った。

そしていま、阿南は新型ウイルス感染症患者を搬送する活動の陣頭指揮にあたっている。

彼はチームを大事にする。ほかの人の意見をよく聞き、自分の意見に固執してはならないと強く信じている。だから阿南は、岩田教授の行動に批判的なのである。

DP号事件では県庁の対策本部にいた阿南だが、1度だけ船内に入っている。そのときの印象を尋ねると、彼は乗客の様子ではなく、船底の居住スペースにいたフィリピン人乗員の話を始めた。

「僕はずっと県庁でしたが、1度だけ、1週間ほどしてからかな、船に入ってみました。近藤に直接会いたくなって。そのついでに船底まで行きました。そこで見たのは現代の『蟹工船』でした。乗員はみな東南アジアの人たちだった。彼らは一所懸命働いていました。それも猛烈に。

顔を真っ赤にしたフィリピン人は『苦しいです、国に帰りたいです』って泣いていました。窓もない4人部屋に2段ベッドがふたつ。間に狭い空間があって、そこで暮らしている。彼らは10カ月も船に乗っているというので驚きました。上陸もせず、働くか休憩するかだけ。そうして生きている。船が着いても、乗客のように上陸はできない。甲板にも出てはいけないんだそうです。聞けば聞くほど、現代の『蟹工船』でした。

その生活でおそらく彼らは感染したんです。『PCR受けたんです、3日前に。でも、結果は教えてもらえませんでした』って言っていました。とはいえ、乗客たちのクルーズ船での生活は彼ら抜きでは成り立たない。集団感染が発生したあとも、彼らが働いてくれなかったら、乗客は生きていけなかったかもしれません」

『蟹工船』は言わずと知れた、小林多喜二による昭和初期プロレタリア文学の代表作である。カニを加工する漁船内での過酷な労働を描き、劣悪な労働環境を言うときの代名詞になっている。

患者搬送を仕切りながら、船内の乗客の様子だけではなく、いちばん船底近くで生きている外国籍の船員にも会いに行き、その悲哀に触れようとする。阿南はこういうものの見方、考え方をする人物なのである。

「上から目線の専門家」が混乱をもたらす

さて、堀岡、阿南と続き、最後は近藤である。船内活動を仕切っていた近藤は、岩田教授についてどう思ったのだろうか。

彼はもともと、あっという間に撤退した日本環境感染学会の感染対策チームについても批判的だ。感染症の専門家が現場を去ったことで、船内が疑心暗鬼となり、撤退するDMATチームもあらわれたのだから、現場の指揮をする者としては当然だろう。

東日本大震災における福島第1原発事故の現場では、放射線医学総合研究所の専門家たちが危険を顧みずに現場に踏みとどまっていた。いちばん危険な場所には彼らが率先して行っていたという。この放医研のメンバーのような態度こそ、専門家としての矜持《きょうじ》であるはずだ、と近藤は信じていた。それなのに、DP号事件では、感染症の専門家が真っ先に撤退していった。何があったかわからない。現場に踏みとどまりたかった人もいたはずだ。ならば、抗議すればいい。それはしたのか、しなかったのか。

結局のところ、専門家たちは、ヤバくなれば逃げられる人でしかない。だがDMATの近藤らに逃げることは許されない。逃げたら、船内は一気に、死者も出かねない危機となる。

専門家に対するこうした思いが煮えたぎっていた。そのとき、岩田教授が船に入ってきたのだった。教授個人に対する近藤の思いは、当然ながら堀岡や阿南と同じだ。

DMATによるDP号事件の報告書（暫定版）の次の一文に、近藤の抱いていた思いがよく表れている。

〈感染症の専門家を騙《かた》る闖入者《ちんにゅうしゃ》があった。報道によればDMATとしてきたとのことであるが、DMATとして彼を派遣したことはないことをここに明記したい。〉

近藤は次のように振り返る。

「DMATは被災地における『メディカル・アシスタンス・チーム』ですから、基本的には災害現場の医療機関をサポートするのが使命なんです。だからDP号では、船内のメディカルスタッフの活動をサポートするのが、私たちDMATの任務なのです。

被災地に着いたらまず、現場の人が何に困っているかを聞き取ります。電気なら電気の復旧を、物資なら物資の調達を、医者が足りないなら診療を、患者搬送なら搬送を、それぞれ支援する。現場のニーズに合わせて対応する姿勢が重要なんです。ところが、専門家は『自分の知識を教えてやろう』『現場を指導してやろう』という上から目線の態度を取りがちです。こうした専門家がいると現場は間違いなく大混乱に陥ります」

近藤が持ち出したのは、第1次世界大戦中、日本赤十字社創設以来初の海外派遣として、フランスで活動した赤十字救護看護婦・竹田ハツメの次の言葉だった。

私は飾り石のような華やかな人間となるより
裏石のように目立たずとも
人々を支える人間になることを望みます

この言葉はＤＭＡＴの基本的な姿勢を表している。だから、近藤は若い隊員向けの研修のときに、いつもこの言葉について話すのだという。

竹田ハツメの言葉の意味するところは、つまり「裏方に徹せよ」ということだ。大災害や大事故で、その地域の、現場の医療体制が崩壊しつつある。そんなところに駆けつけて、ニーズをくみ取って復旧の手助けをする。ＤＭＡＴはあくまでそういう存在なのだ。

専門知識をひけらかして前に出て、ヒーローになろうとするな――。若いＤＭＡＴ隊員らは必ずそう叩き込まれる。これはまさに岩田教授の振る舞いと対極の姿勢かもしれない。

一方、岩田教授の指摘や専門家としての彼の知見にも学ぶべき点はたくさんある。彼の著書を熟読すると、官庁の形式主義、硬直性、透明性のなさからはじまり、「がんばること」のみに価値を置く精神主義、そしてメディアの浅薄さまで、鋭い指摘が多々あると感じる。

彼が言いたいのは、戦後これまで、長い間有効だった「日本モデル」は、感染症などの新しい危機には有効ではない、ということなのだろう。その意見自体は傾聴に値する。

岩田教授はおそらくDP号に乗船する前から、そうした問題意識を抱いていた。それゆえ実際にDP号へ乗船し、たった2時間ではあるが、その証拠を瞬時に発見した。そして、信念と正義感に従い、世界中にむけて告発した。

ただ、タイミングはどうだったか。自分の主張について、しかるべき人としかるべき時に議論をしたうえで、発信すべきだったのではないか。そうしなかったから、現場の急を要するオペレーションに「実害」が出たのである。

もちろん政府の危機対応に課題はある。だが、そうした課題を解決するためのポジティブな提言として、彼の持つ感染症の知見を生かすこともできたのではないだろうか。

どんな状況にあっても、不正を見つけたら、万難を排して告発すべきとは思う。しかし、そのように告発が必要なときにも、可能な限り、関係者との対話が必要ではないだろうか。自分が「発見」したことが、その状況にあって本当に正義なのか、正しいのか。当事者と話をしながら確認していかなければならない。岩田教授はそれを怠った。そして告発の結果として、現場に人手が足りなくなった。DMATの阿南も近藤も厚労省の堀岡もそのことを指摘しているのだ。

「あなたはバイ菌でしょ！」

政府の「新型コロナ」対応について調査・検証した民間臨時調査会の報告書も、DP号事件について1章を割いて取り上げている。この中の「4　日本政府への批判を招いた危機コミュニケーション」で、政府のリスク・コミュニケーションの不備を指摘している。

〈重大な国家的危機に直面したとき、国のトップは国民に対する納得できる状況説明と問題解決へ向けた道筋の提示を通じて、危機の意味付けを行うことが期待される。（略）危機下における政治言論空間は常に競争的であり、指導者が危機の意味付けに失敗したり、手間取れば、直ちに他の政治プレイヤーやマスコミにその主導権を奪われる。他国と比べて感染抑止に成功しながらも、それが政権評価につながらない現実は政権内に焦りと苛立ちを生み、政権の体力を奪っていった。〉

（『新型コロナ対応・民間臨時調査会　調査・検証報告書』第4部　統括と提言）

また著書において岩田教授も、政府のリスク・コミュニケーションのまずさについてこう指摘している。

〈日本国内だけの問題であれば、「みんな一致団結頑張ってるんだから、つべこべ言うな」というういつもの日本の論理でも納得してくれますよ。でも、世界は絶対、それでは許してくれない。みんなが頑張っている？　だから何？というのが世界の見方です〉

（前掲書）

民間臨調の報告書や岩田教授が指摘するとおり、DP号事件のリスク・コミュニケーションはうまくいっていなかった。失敗と言ってもいい。付け加えていえば、岩田教授の告発自体も、リスク・コミュニケーションが機能していなかったから起きた事例のひとつといえるだろう。ただ、それは現場ではなく、日本政府の問題である。

そうした情報発信のまずさは、実は、DMAT隊員に直接降りかかってきた、活動を終えた隊員たちが差別を受け始めたのである。

阿南のもとに、活動を終え、勤務先の病院に戻ったＤＭＡＴ隊員の医師から次のようなメールが届いていた。（内容はプライバシー保護のため内容を多少変更）

〈帰ってきても熱は出ず、食欲もあり、こちらは元気にやってます。ただ……船内活動に参加したことを、院長に謝罪に行かなければならなくなりました。頭を下げるだけのことですが……、この雰囲気、なんとかなりませんか。ＤＭＡＴに出動した人間は悪者なのです〉

〈先日、横浜から帰還したとき、ＥＲ（救急救命室）で、ベテラン看護師から「あなたは感染症なんだからね」「バイ菌でしょ！」と罵られ、非常に傷ついてます。国のミッションということで、前線に立って活動したにも関わらず、このように罵られるのは異常事態かと存じます。〉

危険を顧みず、患者の命を救おうとした医師たちがこうした差別を受けるのは不条理というほかない。これはＤＰ号事件に限ったことではない。コロナ禍の下、医療者たちは心ない人たちからの差別、偏見にさらされている。

たとえば、日本看護協会が２０２０年12月に公表した調査結果によると、看護職員の20・5％にコロナ対応による差別や偏見があった、と回答している。その内容は「家族や親族が周囲から心ない言葉を言われた」（27・6％）、「患者から心ない言葉を言われた」（19・8％）といったものだ。

ただ、これは医学的知識のない一般の人たちの偏見、差別である。ＤＭＡＴ隊員たちに向けられた同じ医療者からの差別の言葉に、阿南は静かに、真剣に怒っていた。

「未知のウイルスは確かに怖い。でも、その恐怖は理性によって克服できる。そして理性は何によって裏付けられるかといえば、知性と想像力なんです。見たものがすべてじゃない。科学的な考えを積み重ね、壁の向こうの見えないところに何があるかを考えなくちゃならない。これはこう、これはこうと組み立てていく。だから大丈夫なんだと納得する。そうやって見えない恐怖を抑え込むこと。それが人類共通のあるべき姿だと思んです。

メディアにお願いしたいのは、知性の部分は正確に伝えてほしいということ。一般の人たちが理解できるようにしてあげてほしい。何を避けるべきで、何が大丈夫なんだということをちゃんと理解していく必要がある。そうしないと、差別が生まれる。感染した人、あるいは医療者に対するいわれのない差別は絶対、あってはならない。恐ろしい社会になります。

そして、そのうえで想像力が必要なんです。飛沫が飛ぶ、それが落ちる、何時間かそこにある。種類によってはすぐに死ぬウイルスもある。そうじゃない種もある。そういうことがわかっていれば、一定程度、時間が経ったあとは、患者がいた部屋にだってマスクをしただけで入れるということがわかってくる。知識だけじゃなくて、それを自分で補って組み立てていく想像力が必要です。

同僚を傷つけた医療者は知識を得ようとする努力も、想像力を持たなければという気持ちもなかったのだと思います」

DMAT隊員への差別問題に対して、阿南は具体的な行動を取っている。

2020年2月下旬に開かれた日本災害医学会理事会で、差別反対の声明を出すように訴えかけた。すぐ「それはひどい」という話になり、学会は即、声明を出した。原案は阿南が書いた。

2020年2月22日に、学会理事会名で出た「新型コロナウイルス感染症対応に従事する医療関係者への不当な批判に対する声明」にはこうある。

〈現場で人命を救うために自分の身を危険にさらして活動した医療者の中から、職場において「バイ菌」扱いされるなどのいじめ行為や、子供の保育園・幼稚園から登園自粛を求められる事態、さらに職場管理者に現場活動したことに謝罪を求められるなど、信じがたい不当な扱いを受けた事案が報告されています。当事者たちからは悲鳴に近い悲しい報告が寄せられ、同じ医療者として看過できない行為であります。もはや人権問題ととらえるべき事態であり、強く抗議するとともに改善を求めたいと考えます。

当学会としては今回の不幸なウイルス蔓延状態が一刻も早く収束することを願うとともに、人道的活動に参加された全ての方々に対して心より敬意を表します。偏見や先入観に基づく批判が行われることは決して許されず、また万が一健康被害が発生した際の補償に不安がないような対応を、広く社会に求めます。〉

声明がどれほどの効果を持つかはわからない。差別をした側が声明を熟読することなどないだろう。だけど、阿南は事態をそのまま放置することはできなかったのである。

「隔離後に感染が広がった」は本当だったのか

「発生ピーク期」（2月10～15日）の後半から「下船に向けた対応期」（16～21日）にかけて、DP号の活動はまだまだ多忙だった。新規発熱者がひとケタ台になっても、PCR検査の陽性患者はまだ毎日60人以上いた。ただ、少し光が見えてきていた。

この時期の活動内容をDMAT活動報告書の記録から拾ってみる。

▽2月15日　新規発熱患者がひとケタ台になる
自衛隊中央病院への患者搬送開始
▽16日　下船に向けた戦略が確定
米国チャーター便により米国人が帰国
▽17日　自衛隊によりすべての乗客のPCR検体採取完了
▽18日　日本医師会災害医療チームによりすべての乗客の健康確認が完了
藤田医科大岡崎医療センターへの患者輸送開始
DMAT隊員のPCR陽性判明

▽19日　下船条件を満たした乗客の下船開始
▽20日　日本医師会災害医療チームによりすべての乗員の健康確認が完了
▽21日　自衛隊によりすべての乗員のPCR検体採取完了
　PCR陽性の乗客の搬送をすべて完了
　船内薬剤部門の活動終了

「開始」や「完了」の語句が並び、乗客乗員の下船に向けた作業が進んでいる様子がうかがえる。

一方、メディアはこの時期、DP号の横浜入港から約半月が経過したことを踏まえ、船内の感染症対策を疑問視する記事を書いている。

新聞各紙の20日付朝刊の見出しはこうである。

【読売新聞】
「船内隔離　誤算続き」「政府、水際重視▽感染増　対応後手に」
【朝日新聞】

「船内感染対策　疑惑の目」「600人超感染/マスクせぬ人/『予防、不十分』」

【毎日新聞】

「検疫後も感染拡大か」「政治介入　混乱招いたか」「隔離不十分『失敗例』」

その20日朝に、乗客だった80代の男女2人が、入院先の病院で死亡した。初めての死者で、死因は新型コロナウイルスによる肺炎だった。新聞はこぞって「発熱後、船内1週間/死亡女性　下船日まで未検査」（読売新聞）などと、船内の医療体制に疑問の目を向けた。搬送先の病院で亡くなった乗客はその後も増え続け、最終的には13人が亡くなった。

船内の状況について満足のできる情報が提供されていない中で、メディアの論調はDP号の検疫を主導した官邸・厚労省への批判一色という雰囲気だった。

ただ、その後、国立感染症研究所が、DP号船内の感染は主にDMATなどの活動前のパーティ会場などですでに始まっていたと推察する研究結果を発表している。「ダイヤモンド・プリンセス号新型コロナウイルス感染症事例における事例発生初期の疫学」というタイトルである。

〈感染の広がりに関しては、2月3日の検疫前に一定数の感染者が複数デッキで発症しており、感染伝播《でんぱ》が検疫前に、ほぼすべてのデッキの乗客間で起こっていたと推測された。乗客の曝露《ばくろ》機会には、隔離前の船内パーティにおける接触飛沫感染が一つの可能性として挙げられる。検疫時にほぼ全員が曝露していた可能性があったため、乗客全員を濃厚接触者と考えて隔離をしたことは妥当であったと考えられた。また、食事担当スタッフの感染も既に隔離前のパーティで給仕した際に感染していた可能性があると考えられた。〉

（2020年7月31日公表、国立感染症研究所）

乗客、乗員の発症時期などを疫学的に分析した結果から、同研究所は「隔離は妥当」とし、また、批判された食事を運んだ乗員からの感染ルートについても「既に隔離前のパーティで感染していた可能性」を指摘している。

自衛隊「宿泊支援隊」の知られざる活動

2月16日から、チャーター機による外国籍の乗客乗員の下船が始まっていた。アメリカ

（３２９人）を皮切りに、オーストラリア（１７０人）、香港（１９５人）など、順次3月1日まで続いた。

この下船支援を担ったのが、主に陸海空自衛隊の宿泊支援隊（隊長＝井内裕雅・1等陸佐）である。

同支援隊の中核は、陸自東北方面隊隷下《れいか》の東北方面衛生隊2個班20人である。これに海自と空自の基地から派遣された10人ずつが加わる（海自はのちに増員）。

陸自において医療を担う衛生隊の隊員たちはある程度の医学知識を持っているが、海空自衛隊の隊員たちは素人同然だった。横浜港の現場に着いてから、タイベック防護服の着脱訓練を実施した。

陸自には東部方面隊（朝霞《あさか》駐屯地）隷下の東部方面衛生隊はあるが、こちらは1月末からの、中国・武漢からのチャーター機による邦人輸送オペレーションに派遣されており、人手が足りなかった。この時期、自衛隊は自衛隊中央病院も含め、「武漢・帰国邦人輸送」と「DP号支援」という2つの医療オペレーションを実施していた。

「寄せ集めの部隊ですから、気持ちをひとつにすること。ラグビー・ワールドカップの日本代表ではありませんが、『ＯＮＥ　ＴＥＡＭ』を合言葉にしていました」

隊長の井内はそう話す。

新型ウイルス感染症リスクのある現場など、井内も含め、もちろん初めての経験だった。マスク、キャップ、手袋、防護服まで着れば安全だと頭では理解していた。それでも怖いものは怖いし、緊張感があるせいか、ちょっとしたことでひどく疲れる。

こういう難しい状況のときは、仲間意識を高めるしかないと、井内は考えた。部隊のスローガンは「恐れず、侮らず」としたが、いちばん大事なのは「みんなで一緒に」立ち向かうこと、「ONE　TEAM」であると固く信じていた。

ほぼ1カ月にわたる活動期間のうち、現着当初は、「陽性患者の下船支援」や「船内消毒」も実施した。だが2月16日の米国人乗客の下船以降、自衛隊はチャーター機で帰国する外国人の下船支援任務に専念している。

チャーター機で帰国する乗客乗員は計1500人を超えていた。日に1〜2カ国の乗客の荷物を船外に運ぶ。ある班は、8階から14階にある客室の廊下に出してある乗客の重い旅行用スーツケースを引いて集め、エレベーターに乗せるという単調な作業の繰り返しだった。一方、下で待つ別の班の隊員は、それをまた引いて行き、クルーズ船後部の荷物出し入れ口に持っていき、車両に積み込んでいく。

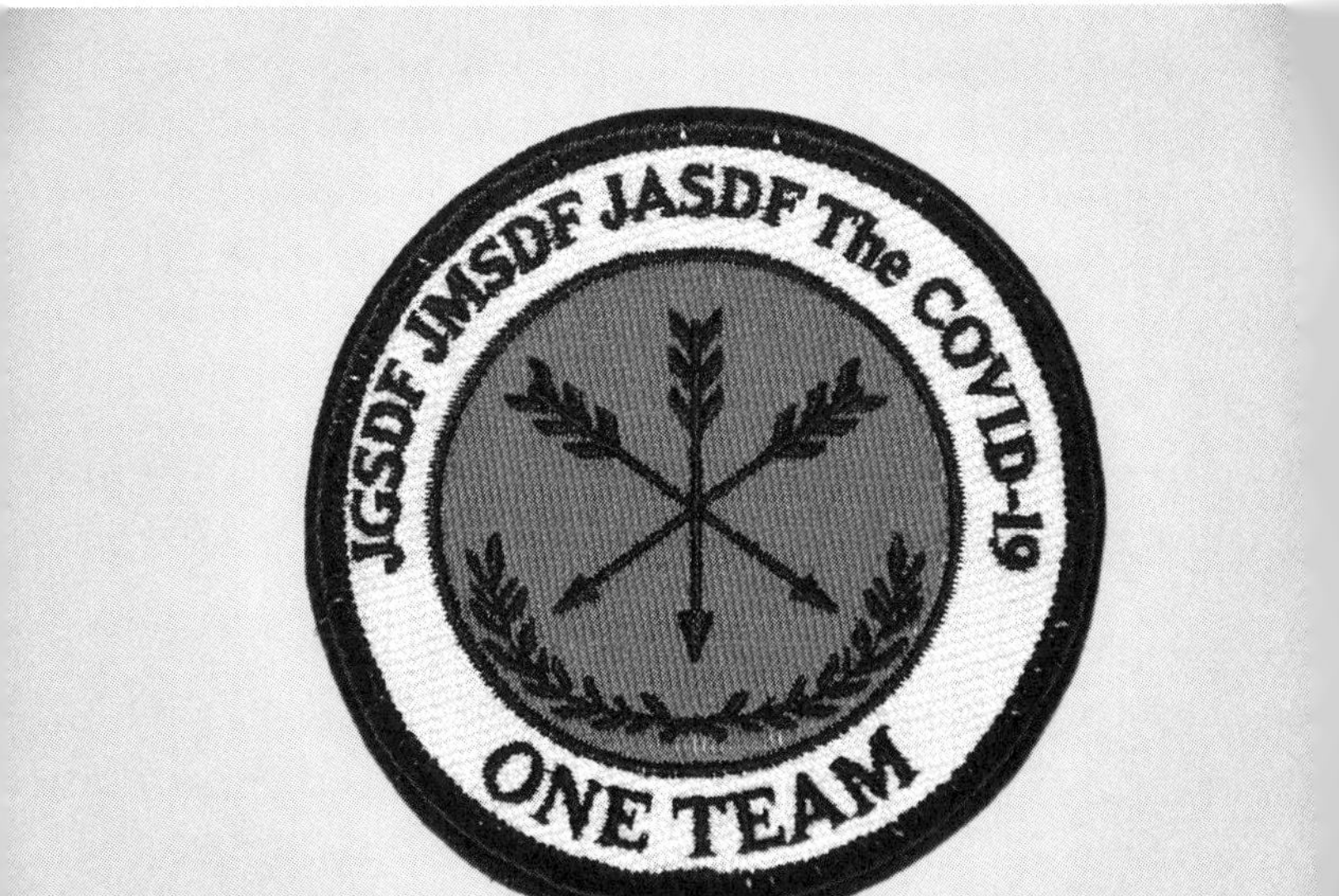

「ONE TEAM」と書かれた自衛隊宿泊支援隊のワッペン

ＤＰ号は全長２９０メートルもある。エレベーターは船の中央にあった。だいたい船の長さの半分として１００メートルほども、狭い廊下を行き来することになる。案内役はフィリピン人の乗員が務めた。

単純だが、危険のともなう作業だった。前の日までずっと一緒にいたフィリピン人の乗員が、翌朝、いないということがあった。どうしたの、と聞くと、彼はＰＣＲ陽性でした、と片言の英語の返答が同僚から返ってきた。こうしたことをきっかけに、隊員たちは感染症の怖さを思い知る。

「これが災害派遣なのか。自衛隊の仕事なのか」

そう感じる隊員もいたことだろう。雑念と、マスクや防護服の息苦しさがストレスとなってミスを誘発する。井内は隊員たちにこう諭した。

「せっかくここに来たんだから、やれることをやろう。目の前に困っている人がいるんだから、できることをしてやろうよ」

自衛隊員といっても、若者ばかりだ。ひと昔前のように、怒鳴りつけたり、「なんでもいいからやれ！」と無理強いしたりしても動いてはくれない。

逆にきちんと理由を示してやることで、若者たちは必死で任務に打ち込んでくれる。もともと人の役に立ちたいという思いで自衛隊に集まった若者たちなのだ。防護服の内側を汗で濡らし、井内が心配するくらい懸命に、若い隊員たちは重い荷物を引いて行く。この作業は医療と直接関係はない。特殊なスキルは要らない。誰でもできるただの力仕事だ。自衛隊である必要はない。こうした地味な活動が一般に知られることも、また感謝されることも一切ない。それでも愚痴ひとつ言わず、ただただ彼らは汗を流し続けたのである。

宿泊支援隊は夜、バスで対岸に停泊しているフェリー「はくおう」の船内に帰る。防衛省が契約している民間フェリーだ。船内の広間では毎晩ミーティングが開かれ、1日の反省を語り、教訓となる事項を確認する。

広間にはホワイトボードが置かれ、井内は「なんでも好きなことを書け」と伝えていた。辛かったこと、怖い思い、仲間内のちょっとしたジョーク。文字よりも、絵が多かった。

20日が誕生日で、20歳になる海自隊員のためにバースデーケーキを買ってきた。ちいさなチーズケーキにポッキーをさしてロウソクの代わりにした。「ハッピー・バースデイ」とみんなで声をかけた。照れくさそうな隊員の顔……。

活動終了後、せっかくだからと、記念ワッペンをつくることが決まった。デザインも自分たちがいくつか考え、投票で決めた。隊長の意見は通らなかった。

できてきたワッペンは、日の丸の、真ん中の丸い赤色の中に、陸海空自衛隊を表す3本の矢が交差するデザイン。もちろん合言葉の「ONE TEAM」もいちばん目立つ位置に入っている。

一難去って、また一難……

チャーター機で帰国する外国人乗客の下船支援は順調に進んだ。22日からは乗員に対する下船対応が始まる。23日には陰性だった乗客の下船も終わっている。

再び、DMAT活動報告書の経時的活動記録（クロノロジー）を拾っていく。

▽2月22日　濃厚接触者、経過中に症状があった乗客の宿泊施設への移送完了
▽23日　すべての乗客PCR陰性者の下船終了
▽26日　14時18分の藤田医科大岡崎医療センターへの搬送をもって全ての乗員PCR陽性者の搬送は完了
28日　濃厚接触者、経過中症状があった乗員の宿泊施設への移送完了

▽3月1日　全ての乗員の下船完了、活動終了

「3月1日乗員、最後は船長の下船をもって活動終了となった」とある。万感胸に迫る思いを捨てて、短い字句で締めくくっている。

2月3日にダイヤモンド・プリンセス号が入港してから、3月1日に下船が完了するまで、DMATの活動期間は約1カ月にも及んだ。

DMATだけでも472人（医師157、看護師123、医療調整員161、薬剤師31）、総勢1000人を超える要員が、DP号事件に対処した。

支援活動を仕切った阿南、近藤、堀岡の3人は、それぞれ元の持ち場に帰っていった。

患者搬送活動を仕切った神奈川県DMATの阿南は、藤沢市民病院へ戻った。副病院長を務めながら、経験したDP号事件を論文にまとめ、医学誌に投稿する作業を始めた。

厚労省の堀岡は、そのまま、本省の対策本部にチームリーダーとして残った。

厚労省DMATの近藤はすぐさま別の現場へ飛んでいる。DP号のあと、九州の病院や介護施設の対応にあたり、11月からは北海道・旭川のクラスター対策にかかわっていた。

相変わらず近藤を捕まえるのは難しい。彼は現場が好きなのだ。

3711人の乗客乗員のうち、感染者（PCR検査陽性者）はDMATの活動後も判明し、最終的には712人、搬送先の病院で亡くなった乗客は13人だった。

だが、船内で亡くなった人は1人もいなかった。これは、DMATを中心とするダイヤモンド・プリンセス号事件への対応が、岩田教授の動画によって国内外からの批判にさらされたとはいえ、おおむね成功だったことを意味しているといっていいだろう。

ただ、阿南には次なる試練が待っていた。「第1幕」の幕がまさに下りようとしていたちょうどそのとき、すでに次のステージの幕が上がり始めていたのである。

藤沢市民病院にいた阿南のスマホが、またも鳴った——。

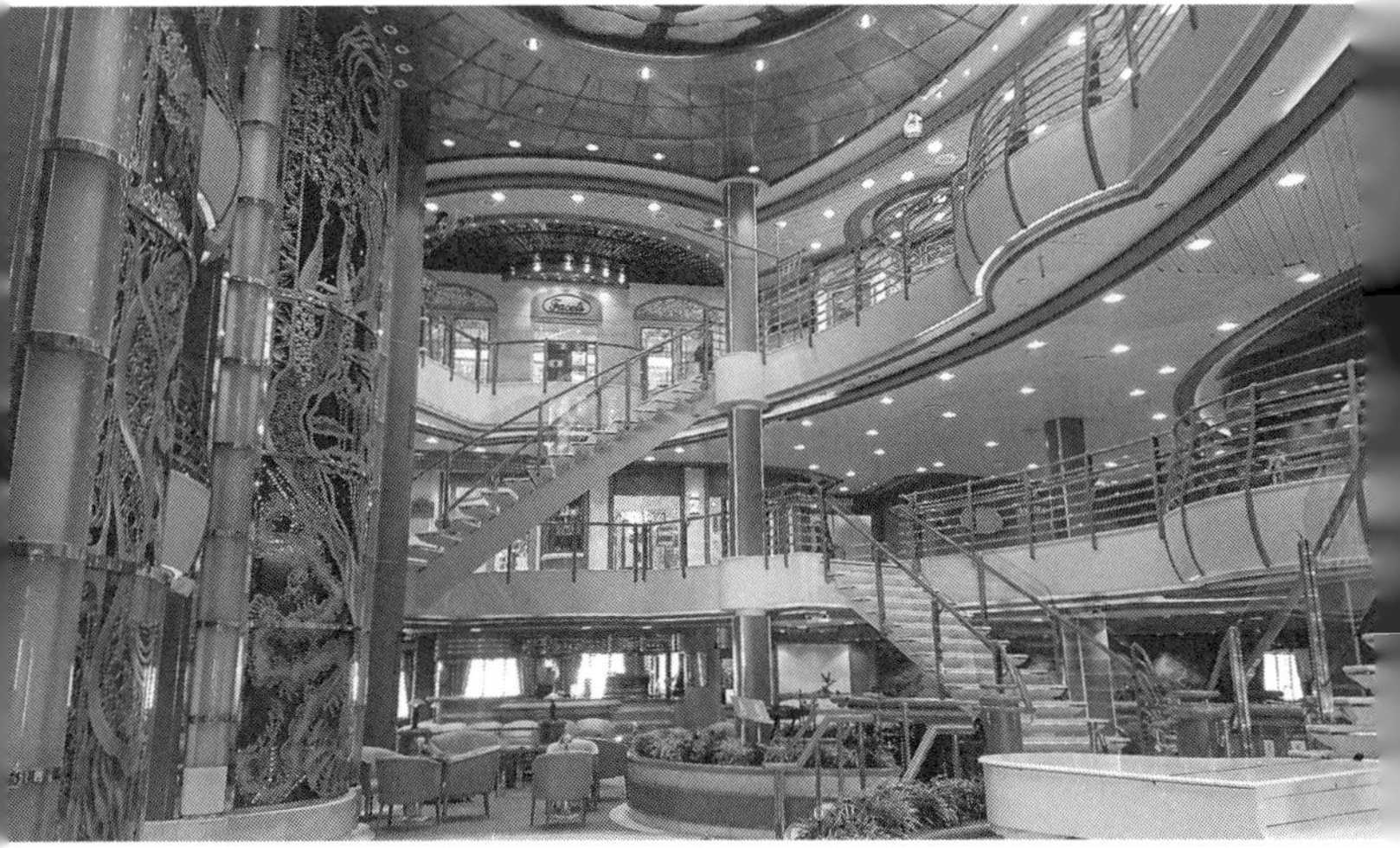

ダイヤモンド・プリンセス号の広大なロビー

第5章　日本のオードリー・タンあらわる

東大からアップルへ行った「ＩＴと医療のプロ」

２月25日の朝――。

ＰＣＲ検査が「陰性」だった乗客も下船が完了し、ダイヤモンド・プリンセス号ではＤＭＡＴの船内支援活動も終わりを迎えつつあった。ちょうどその頃、会社役員で、神奈川県の顧問（未来創生担当）をしていた畑中洋亮《はたなかようすけ》は、富山県への出張から東京・羽田に帰る飛行機の中にいた。

スマホの画面をスワイプしながら、見るとはなしにネットの記事を見ていた彼の指が止まった。それは、

〈相模原中央病院で起きた院内感染〉

に関する記事だった。

日本で最初に新型コロナウイルスで死亡した高齢女性が入院していた病院だという。記事はそこで看護師が感染し、今後、感染が拡大する可能性について書かれていた。

畑中は出張前に、尊敬する医師のフェイスブック投稿を見ていた。新型コロナウイルス感染症が大規模に広がったら、自分たちも感染し、病院は閉鎖になるだろう、という内容だった。畑中はこの投稿のことが忘れられず、悶々とした気持ちのまま、富山への出張に行っていたのだった。相模原市での院内感染ということは、もしかしたら……。

ＤＰ号事件について畑中はよく知らなかった。神奈川県の顧問をしているとはいえ、自分とは関係ないことだと思っていた。だが、ニュースを読んだ瞬間から、彼の頭脳は「絵」を描き始めていた。

詳しいことはわかっていないコロナウイルス患者を受け入れた病院で院内感染が発生したとすれば、外来がまず止まる。外来だけで済むはずがない。きっと手術もできなくなるし、入院受け入れも困難になるだろう。病院機能の全てが停止するかもしれない。それが地域のそれなりの規模の病院でも起こったのだ。尊敬する先輩が投稿していたことが、現実に起きたのだ。

神奈川県内には約３５０の病院がある。救急対応機関はそのうち約２００病院くらいか。

ただ、その中のひとつが機能停止すれば、患者は別の病院へ運ばれる。中にはコロナ陽性患者も混じっているだろう。するとどうなるか。病院機能が連鎖的に停止していく。

病院というひとつの「城」がほんのちょっと攻められただけで、ポンと地図から消えた。畑中にはその絵が見えた。それからは連鎖的にパーン、パーン、パーンと次々に城が落ちていく。するとその地域の医療は死んでいく――。

おいおい、これはエラいことだぞ。

畑中の頭脳に電流が走った。

「僕は神奈川県と一緒に医療保険に関する実証実験をしていました。県の顧問をしていたのはその関係です。県内の医療事情はだいたい把握していました。だから、記事を見たとき、医療崩壊の危険性について察知できたんです。でもそのことがわかっている県の幹部は少ないと思ったんです。だから急いで副知事に連絡し手を打たなければ、と思いました」

畑中の言う「実証実験」とは、彼が財団法人をつくって神奈川県や県内の医療機関、金融機関を巻き込んで行っていた、医療保険の横断的照会と、保険金申請の代行事業の実験

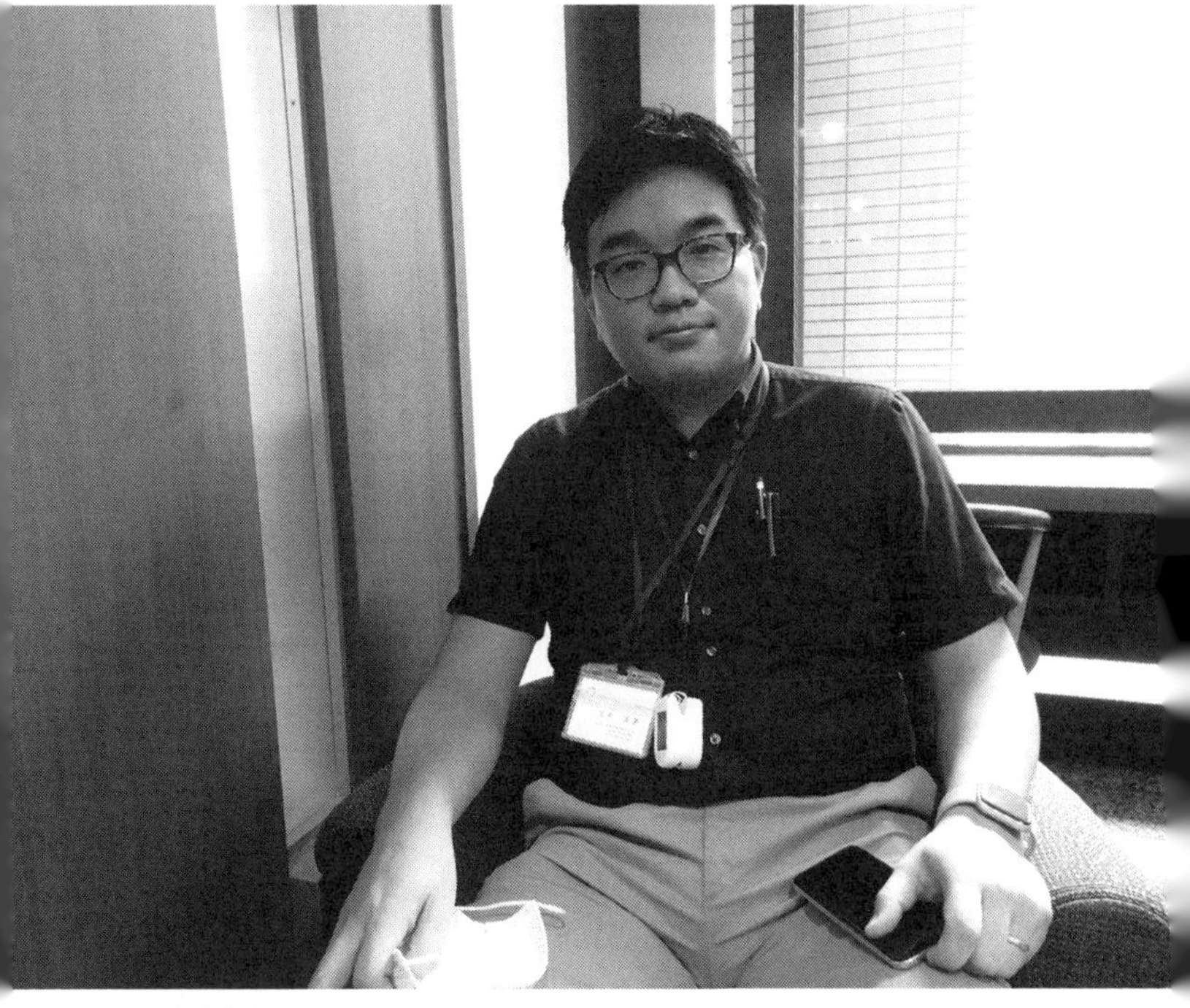

畑中洋亮氏

のことだ。「あなたの医療」と名付けられていた。

畑中は慶応大学を卒業し、東京大学医科学研究所で遺伝子治療を研究した。その後、「ICT（情報通信技術）で、日本の医療を変えたい」と思って、アップルの日本法人に入社し、iPhoneの日本展開を担当。その後、学友のつてで公園の遊具を作る企業に入り、「全国の公園データベース」を作っている。そうした経歴から、彼は医療制度とICTの両方がわかるプロといえる。

その畑中の目には、普通の人とは違う絵が見えていた。

「DP号事件は大変な出来事でしたが、まだ『点』に過ぎませんでした。だけど、コロナとの戦いは、すでに『面』への闘いに移行していました」

DP号事件という「横浜港で起きたボヤ」は、ようやく消し止められようとしていた。だが、彼に言わせれば、すでに相模原中央病院へ飛び火し、いままさに神奈川県、いや日本全国へ燃え広がろうとしていた。

誰かが、いますぐ、消し止めなければ――。

居ても立っても居られなかった。旧知の首藤健治神奈川県副知事へのメッセージを、畑中は機内で打ち始めた。こんな内容である。

〈おはようございます。ご多忙の中、恐れ入ります。

流行期に入ったコロナですが、県内の医療機関の逼迫《ひっぱく》度合いを毎日集めて公開すべきと考えます。

ここから数週間、インフルなのか分からず殺到する市民は爆増します。そして、当然医者に感染します。結果、当直体制などが瓦解《がかい》し、通常医療ができなくなります。

患者殺到を抑止するには、知識啓発に加えて、殺到する先の医療機関を散らすことです。〉

用件そのものをズバリ伝えようとする、畑中らしいメッセージだ。

彼の頭の中では、感染拡大によって次々に発生する恐ろしい出来事がはっきりと整理され始めたのだろう。だから、この感染症が拡大していく理由や打つべき対策の方向性まで端的に説明できるのだ。

メッセージの続きでは、県民に広報するために必要な情報収集体制の構築方法、さらにどんな情報が必要かについても、伝えている。

〈今回は市民に報告させるのではなく、病院に報告してもらうことがポイントです。

1　1日に来た感染症患者数
2　疑わしかった患者
3　入院した患者数
4　医師の感染状況
5　逼迫度合い（感覚値でよい）
6　支援の必要性（非公開）

聞くべきことは、まずは以上かと思います。〉

DP号事件の収束を控え、県庁内にはほっとひと息ついた雰囲気が広がっている。普通の幹部、職員にメッセージを送っても、その重要性を理解してもらえないだろう、と畑中は予想していた。だから理解してくれそうな県の幹部に直接メッセージを送ることにした。それが、首藤副知事だった。

首藤は京大医学部を卒業し、いまの厚生労働省に入省。内閣官房医療イノベーション推進室企画官などを歴任したのち、神奈川県庁に入り、黒岩知事が進めるヘルスケア・ニューフロンティア政策を支えてきた人物だ。

「首藤さんなら、わかってくれるはずだ」

その通りに、首藤からはすぐに返信があった。

〈ありがとうございます。これから議会なので、お昼にお電話をさせていただいてもよろしいでしょうか？〉

すぐ会ってもらえそうだった。畑中はうれしかった。この時点で、彼はすでにこの問題に関わっていく腹を決めていた。送ったメッセージの最後にはこうあった。

〈必要であれば、私も陣頭指揮を取る覚悟です。是非ご検討ください。〉

「公」意識を叩きこまれた天才

彼は副知事と会ったあと、県内各病院の現状を掌握するための情報収集センターをつくくり、さらに県の医療危機対策のリーダーになっていく。寝食を忘れたように苦労して、最後は、感染拡大を食い止め、いままでどおりの医療体制を守るための「神奈川モデル」を構築していくことになる。

いったいなぜ、彼はそこまでするのか。不思議だ。とても、不思議だ。

彼にはじっくり時間をかけて、話を聞かなければならないと思った。

畑中と初めて会ったときのことは忘れられない。

初めましてと挨拶をしてから、本題の「神奈川モデル構築」の話にたどりつくまで、ゆうに30分ほどもかかった。話は、医療の歴史や遺伝子医療など先端医療についての話題から始まった。普通、前置きが長すぎると聞き手はイライラする。だが、そのときは聞いていて楽しかった。自分の専門外のテーマではあったが、彼の話は丁寧で説得力があった。

何より、彼は楽しそうに話をした。

医療の歴史などの話になったのは、たぶん、こちらが彼の経歴を聞いたからだろう。慶応大学工学部、東京大学医科学研究所、アップル・ジャパン、そのあと公園の遊具をつくる企業で「全国の公園データベース」づくり。そして財団法人をつくって、県顧問に……。

経歴をたどっていくと根無し草、流浪の旅でもしているようである。

いったい、あなたは何をしたいのか――。

暗に、そういう意地悪な意味で経歴を聞いてきたと受け止めたのだろう。彼は自分の医療観を語り始め、そしてそのあとは、東大医科研での研究内容を語っていくのだった。

東大医科研で、スーパーコンピュータを使った遺伝子治療の研究に畑中は没頭していた。ただ、当時のスパコンの性能が低かったこともあり、研究にカネも時間もかかりすぎると彼は感じていた。そんな時、米アップル社が２００７年に、iPhoneを発売。「これは画期的なインターネット・デバイスだ」と語るスティーブ・ジョブズの言葉を聞いて、畑中は感動した。

「これこそ人類を前に進める技術だ」

携帯端末からいつでもインターネットにアクセスできるのがiPhoneだ。この技術を医療や金融に応用すれば、社会が変わる。人を幸せにできる――。

畑中の父親は元金融庁長官でコロンビア大使を務めた畑中龍太郎氏だ。彼は幼稚園のときから、父の龍太郎氏に「国とは何だ」「お前は社会に何ができるのか」と問いかけられながら育った。子供の柔軟な頭で、彼は必死に、真剣に考えたのだろう。長じたあとは、父と議論を続けた。そのせいか、彼には「公」とか「社会を良くする」といったことを考える癖のようなものが染みついている。

アップルの日本法人に入社した畑中はiPhoneの日本展開の責任者となる。だが、「公」を重視する畑中は、すぐに課題を発見した。セキュリティの問題だった。iPhoneだけでなく携帯端末は、重要な情報を端末ごと紛失するリスクがある。そこで畑中は、端末を遠隔から初期化するなど、端末の一元管理を行う会社を立ち上げた。この会社はいまも成長している。

畑中はその後、大学の同期が社長をしている、公園遊具の老舗企業「コトブキ」に入社するが、ここでも畑中の「公」精神は遺憾《いかん》なく発揮され、スマホアプリ「PARKFUL」をつくりあげた。全国の大小11万カ所もの公園を検索できるアプリだ。

公園のデータを集めるため、全国で1700以上もある自治体のホームページ全てを調べた。ただそれだけだと小さな公園が掲載されていないこともある。そこでグーグルマップを見て徹底的に調べ、現場の写真を直接撮りに行くことも厭《いと》わなかった。実に根気のいる作業だった。

通常、こうしたアプリの開発では、データはプログラムによってできるだけ自動的に収集する。収集しきれないデータは、計算で算出したり、誤差として処理したりすることが多い。だが、畑中は部下に電話をかけさせ、地図を調べ上げさせ、現地に足を運ぶアナログ的手法を徹底させた。良いデータのためには、絶対に手を抜かない。この考え方は、後述する「神奈川モデル」の構築にも活かされることになる。

ＩＴのプロというと、アルゴリズムとプログラムのことだけを考えていると思うかもしれないが、畑中は違う。彼は現場を見ることを大事にしている。現場は絶えず変化する。それを知らずに意思決定することはできない、と彼はいう。

「これまでの日本企業では、管理者は現場にいかず、作業員に任せています。でも、それじゃダメだと思うんですよ。現場の状況を踏まえた対応ができなくなる。だから僕は『組織を散らす』ということが重要だと考えているんです」

「組織を散らす」というのは、畑中独特の言い回しだ。本社とか中央省庁などで一元管理するより、各現場に権限をゆだね、自律的に判断させる、という意味なのだろう。建物内に閉じこもって指示を出しているようでは、変動が激しい時代には対処できない。彼はそう考えているのだろう。

「実はそれをいちばんよくやっているのが医療者なんです。彼らは病院の中で1日中歩き回っていますから。パソコンの前にずっと座っている医者はいません。彼らは常に『モバイルワーキング』しているんです。在宅医療でも同じです。

逆に現場を知らないのは丸の内とか霞が関にいる人だけですよ。県庁の連中もそうですけど。権限を持つ彼らが現場に行かないから、組織はいつまでも変われないんです。現場を走り回りながら意思決定を下していく。これから必要なのはそういう働き方です。逆に、動き回れない働き方を強いる組織は死ぬと、僕はマジで思っているんです」

「なんだ、この非効率なシステムは」

次に畑中が取り組んだのが、「あなたの医療」だった。神奈川県などと実証実験をした医療保険に関する事業である。

この事業で彼がやりたかったことは2つあった。

1つ目は、医療保険や生命保険について、いろんな保険会社に横断的に問い合わせするサービスだ。

1人暮らしのお年寄りなどは、自分がかけた保険の会社名や種類を忘れている場合が多い。それを調べるのに、片っ端から保険各社にあたるのは負担が大きい。そんな時にいろんな保険会社への問い合わせを代行してくれるのがこのサービスだ。

もう1つは、保険金申請の代行サービスだ。

保険金を申請する際、入院していた病院に書類（診断書）を書いてもらう必要がある。だがそうした書類を郵送で受け付けてくれる病院は多くはない。そのため、多くの人は保険の申請のために、わざわざ病院の窓口まで出向かなくてはならない。離れて住む子供が、親の保険申請をする時には特に煩雑な作業だ。これを実費で代行する。高齢化、単身化が急速に進む日本にはなくてはならない、画期的な事業だといえる。

畑中がこの事業を始めたのは、彼の個人的な事情がからんでいる。「あなたの医療」について、彼は自分のブログでこう書いている。

〈きっかけは、私事で恐縮ですが、2年前母が亡くなったことでした。患者となった母本人はもちろん、私を含め、家族は闘病中、医療機関での付き添い・看護などで大変苦しい時間を過ごしました。しかし、母が亡くなった後も、異なる問題が私を苦しめました。〉

2017年7月に畑中の母、聰子《とし こ》さんが亡くなった。61歳だった。

畑中にとって聰子さんは大きな存在だった。そして、いつも明るく、周りを勇気づける人でもあった。「人は誰でも人を照らすことができる。どんな人でも人は光になりうる。病気でも、障害があっても」と彼女は言い続けていた。病床にあっても「自分は病気だけど、病人ではない」と言っていた。そして最期まで冗談を言い、看護師らを笑わせていたという。

金融庁長官だった父親から「公」の考え方を叩き込まれる一方、母からは社会的包摂の精神を学んだのだろう。

失意の中、畑中は死後の手続きを自ら買って出た。母は自分の生命保険をノートにきちんとまとめていた。保険申請に必要な診断書を書いてもらうため、病院とやり取りをした。それらがやっと終わったと思ったときに、祖父が母にかけていた、別の保険の存在が新たにわかった。

なんだ、この非効率なシステムは――。畑中は憤った。ネット全盛のこの時代に、遺族を病院窓口まで来させて申請する仕組みなんてありえない。そもそも入っている保険会社を横断的に調べられれば楽なのに、それすら東日本大震災の際に、一度だけ暫定的に実現しただけだという。

畑中は問題点を洗い出し、仕組みをつくりあげた。

神奈川県庁の幹部の中に畑中が考案した仕組みに興味を示す人がいた。その後、とんとん拍子に話が進み、19年1月に畑中は「一般財団法人あなたの医療」を設立する。県、生命保険大手、地元銀行などが賛同して、同6月から実証実験をすることになった。

神奈川県内の医療体制について畑中が知っていたのは、この「あなたの医療」の実証実験のおかげだった。

部外者が面倒なことをやっている……

話を2月25日の朝に戻そう。

畑中は首藤副知事に、コロナに関する県内各病院の情報収集の必要性を説き、「陣頭指揮を執らせてほしい」と訴えていた。彼は県庁職員でも、感染症の専門家でもない。にもかかわらず、である。

とりあえず、意見が通り、畑中の下に県の職員を5人確保することができた。ほかに「公園データ」を調べたコトブキの社員6人を加えた計11人が、県庁内の1室に集められた。「コロナ情報収集チーム」の誕生である。

名前こそ華々しいが、350カ所の病院に、ひたすら電話をかけるのが、彼らのとりあえずの仕事だった。さながらネット通販のコールセンターである。

まず着手したのは「名簿づくり」だった。県の担当者は各病院のメールアドレスしか持っていなかった。そこでまず各病院の電話番号とファクス番号を調べた。次に「トークスクリプト」を作成した。各病院への問い合わせ内容を整理したものだ。そのうえで、「①県からの通知を受け取る総務部署」「②物資の調達部署」「③患者搬送部署」——の3系統それぞれの個別の担当者と電話番号を調査することにした。

畑中はこう力説する。


「情報って取りに行かないと集まらないんです」

いちばん知りたいことを、担当者に直接聞く。これが危機時の情報収集において肝要なことなのだ。①系統の担当者には、救急や外来など窓口の稼働状況を、②系統にはマスクや消毒液などの消耗品、そして人工呼吸器などの機材の備蓄状況を、③系統には、病床の空き具合を、それぞれ質問していく。

病院の担当者は忙しい。雑な尋ね方では、まともに答えてくれない可能性もある。畑中は知り合いの医師らに相談しながら、トークスクリプトに磨きをかけていく。病院担当者が答えやすい質問の形が次第に見えて来る。

「そんなことなら自分たちもやっていますよ」と県の担当者たちはいう。だが実体は、県の病院協会に情報収集を丸投げしていただけだ。彼らの「情報」とは、「2週間前」で、しかも「回答率60%」のデータでしかなかった。

こんなんじゃ、ダメだ。何も見えてこない。「いま」の、そして「すへて」のデータが必要なのだ。

「こんなこと、やったことないですよ」。県職員が畑中に向かって言う。

「あなたたちがやってないから、いま、僕がやってるんだ！」。ときに、言い返した。

「正式なラインを通さないでいいのか？　あとで困っても知らんぞ」と畑中を脅すような

面倒なことをやっている、どうも病院協会とモメているらしい……。

「あなたたちとは危機感が違うんだ。黙っていてほしい！」。畑中は心中で叫ぶ。顧問という肩書をもらって、陰口も聞こえて来た。畑中というよく分からない男が、病院関係者もいた。

（note）

「このデータは公開するんです」

ベッドが空いているかいないか。県民には知る権利がある。それを地図上に表示し、切迫度が増していく様子を示して危機感を共有してもらう。それがデータ収集の目的なのだと、畑中は何度も強調した。

情報は一気に集まり出した。各病院が協力的だったのは、畑中の「コロナ情報収集チーム」の熱心さゆえのことでもあるが、裏を返せば医療現場がそれだけ逼迫していたということである。むしろ病院側も状況を聞いて欲しかったのだ。

分析し可視化した日ごと、週ごとのデータを公表できるようになったのが3月9日前後。2月末に着手し、10日ほどでデータ公開までこぎ着けたのは、おどろくべき早さといえる。

しかも畑中が集めたデータは、驚愕の事実を示していた。なんと約15％もの病院が、外来受付停止などの措置を取っていたのだ。

また医療機関が報告する、医療用マスクの追加必要数は、約500万枚もの数にのぼった。一方、国が用意していたのは約100万枚に過ぎない。

病院が窓口を閉じ始めており、マスクなどの物資も全然足りていない。県庁がほとんど掌握できていなかった医療現場の現状を、畑中はたった10日間であぶり出したのだった。

さらに、現場からの「生の声」も多数集められた。コロナ患者を受け入れたある病院でスタッフに実施したアンケートの結果である。「風評被害」の実態である。

▼廃棄物処理業者から、感染症病棟から発生する廃棄物の受け入れを断られる
▼スタッフの子供が学校でイジメに遭う。「お前のお母さん、△△病院で働いてんだろ。菌持ってくんじゃねえぞ」と言われた
▼外来患者の数が減っている。検査のキャンセルも相次いでいる
▼救急車を呼んだ患者の家族が、コロナ患者のいる病院には行きたくないと拒否

神奈川県内の病院は「医療崩壊」という奈落の淵に立っていたことが、畑中によって明らかになった。「あと1週間でマスクがなくなります」という病院がたくさんあった。防

護服も不足している。この状況が続けば、医師や看護師が感染するだろう。モノがなくて、どうやってコロナと闘えばいいのか。

院内感染の危険性も高まっていた。「守られていない」と感じた途端、医療従事者のモチベーション低下が起こる。コロナへの不安と恐怖だけでなく、差別や風評被害もある。コロナを理由に子供を保育園に入れられなくなると、看護師の離職が起きる。

それが劇薬でも、飲むしかない

情報が集まり、分析し始めると、畑中の頭脳はプランを構築し始めた。

「選択と集中。これしかない」

県内の病院がこれだけ疲弊しているのに、増加する一方のコロナ患者を、各病院に分散して入院させていくと、まさに連鎖的な医療崩壊の危険性を高めてしまうだろう。対応策として、コロナ患者を集中的に診る病院をつくるしかない。コロナ患者はそこへ集めて、あとの病院は通常医療に徹してもらうべきだ。

「患者を散らせば、神奈川の医療は死ぬよ。そう思ったし、周りにも言いました。それで納得がいかないなら、データに基づいて代案を示してほしい、と思っていました。一方で、主張どおり患者を集約するなら、僕は死ぬ気で病院をぶっ建てますよ、と」

いま畑中は笑いながらそう話すが、当時を知る彼の同僚は、「本当に頭がおかしくなっているみたいだった」と評した。「死ぬ気で」という台詞は大げさではなかった。

くり返すが、彼は県庁の人間でも、感染症の専門家でも、まして政治家でもない。県と実証実験をしている財団法人の代表、つまり、部外者である。

その彼が、医療現場の悲惨な現状を前に、決死の気持ちを抱いた。

感染症対策の意思決定機関である神奈川県の感染対策協議会が３月19日に開かれる。これに向けて、彼は資料作りの作業に没頭した。資料は13日にはほぼ完成した。できあがった44ページのパワーポイント資料は完璧といっていい出来栄えだった。

まず、これまでの神奈川県の取り組みと、対策本部の基本的考え方を整理し、情報収集チームが苦労して集めた病院データの説明がつづく。

「入院・救急の受け入れ状況」「県内の陽性患者の分布図」「医療用マスク・防護服の貯蓄状況、人工呼吸器の台数・稼働状況」「病院の稼働状況」などのデータは、カラーでグラフ化され、地図も付けられていた。ひと目で、県内医療機関の逼迫した状況が頭に入る。

資料はその後、「感染者が拡大した場合のシナリオ」の説明に入る。

そこで2つのシナリオが提示されている。

◇資源分散型シナリオ……一般医療機関に協力を仰ぎ〝面〟で沈静化を図る
◆選択集中型シナリオ……一部の拠点にリソースを集め集中的に対処する

――である。

もちろん、畑中が「死ぬ気で」やる、といったのは「選択集中型シナリオ」のほうだ。

資料はまず、双方の概要とメリット・デメリットを説明している。その上で「戦略的意思決定の重要性」という項目において、「医療資源・拠点が限定的な今、一度兵站《へいたん》を広げたうえでシナリオを変えるという現行プランは実現性にかける」とクギをさしている。

つまり、一度「資源分散型シナリオ」を選べば、後戻りはできないということだ。試してみて、上手くいかなければやり直すということは不可能だ。いわば、いま、ここで決めろ、と迫っているかのようだ。理詰めで迫る畑中らしい書きぶりだった。

資料ではさらに、他国の感染状況のデータをみれば、判断のタイムリミットは2週間を切っている、とも言い切っている。参加者を脅しているようですらある。

最後に論点を7項目に絞ったあと、

「外来／PCR検査」→（「自宅療養」）→「搬送」→「入院」

という「神奈川モデル」の概念図（「基本的な考え方」）を、図にして示している。

まだコロナについてよく知られていないこの時期の計画に、「自宅療養」を入れている点には驚かされる。

新型コロナウイルス感染症の患者は大半が軽症か無症状で、それが感染拡大の原因にもなっている。この無症状患者を病院に入れてしまうと、ふつうの医療ができなくなり、医療崩壊につながる。3月上旬の時点で、畑中にはそこまで見えていたのだ。

しかも「対策のポイント」として「自宅療養であるが、重症化を想定した患者のフォローアップが必要／ただし、保健所などの医療従事者によるフォローは省力化が必須／重症化が予見される・重症化した際の、搬送の体制が必要」と、注意点の列挙さえされている。

これは、8カ月後の2020年末に「第3波」が到来した際の議論を先取りしていた。この時、特に首都圏では、収容患者数を増やす苦肉の策として「自宅療養者を増やすべき」という議論が出た。しかし、自宅療養者の健康管理はなかなか難しく、療養中のホテルで容体が急変して亡くなるケースも出ている。畑中は3月上旬の時点で、それをいち早く、しかも網羅的に予見していた。

彼はおそらく、こうした資料作りや計画策定において相談できる、法律や広報の専門家チームを身近に抱えているのだろう。短期間での「神奈川プラン」の作成は、そう考えないと説明がつかない。

資料では「資源分散」と「選択集中」の両シナリオを併記しながら、「選択集中」シナリオの説明のほうが多く、「資源分散」のほうはそっけない。理路整然と、データが示す医療の危機的状況を踏まえ、いますぐ、「選択集中」シナリオを県の方針として選択すべきだという、畑中の主張を濃厚に反映させた資料としてまとめられている。

ただ、畑中の案は「劇薬」でもあった。

コロナ患者を「集中」させるため専門病院をつくるのは簡単ではない。中国のような権威主義的な国のように用地をみつけて有無を言わさず病院を建てるというようなやり方は、民主主義国の日本では不可能だ。このため、既存の病院の入院患者を転院させることになる。これはその病院を「つぶす」ことにほかならない。

そんなことが、果たして可能なのだろうか。案の定、畑中の提案を聞いた神奈川県の最高幹部たちはまず「うーん」と呻いた。そして、目をつぶり、腕組みしてしまった。

「お前は社会に何ができるのか」への答え

運命の会議まであと1週間。もちろん畑中は、単に決定の日を待っていたわけではない。先手を打った。

まず、橋本岳厚労副大臣、自見英子政務官に面会した。前にも書いたとおり、橋本らはDP号に乗り込み、船内活動を統括した後、2週間のあいだ自主的に隔離生活を送っていた。畑中が面会したのは、ちょうど2人が政務に復帰するタイミングだった。

旧知の自見を通じて、15日に橋本と面会した畑中は、諄々《じゅんじゅん》と訴えた。神奈川はいま、こんな悲惨な状況です。こんなデータは国内、どこにもないはずです。それに対して、僕はこういうシナリオでやろうと思ってます。「選択と集中」。これしかない。早く手を打たないと、2週間以内に、神奈川県が、日本中が危機になります……。

DP号の現場を知っている橋本の理解は早かった。新型コロナはまたたく間に広がっていく。重症者がいるのに、搬送先がみつからない。あの恐怖と焦燥感。

しかも、畑中によると、DP号の事件はまだ「点」でしかなかった。このまま放置すれば、今度は「面」になっていく……。

よし、これでやろう。橋本はバックアップを約束した。彼も即断即決ができる人物だった。方向性が正しければ、通じる人にはすぐ話が通じるのだ。

そして橋本は、畑中にこう言った。

「明日、日本医師会長に会おう」

翌3月16日、橋本に連れられ、畑中は日本医師会長の横倉義武《よしたけ》に会った。もちろん、「神奈川モデル」の44ページもの資料を携えていた。

国や県などの行政機関だけがやる気になっても、「神奈川モデル」はうまく進まないことが、畑中には分かっていた。現場の医師や医療者たちの賛同を得ることが最も重要だった。現場が納得しなければ、どんな素晴らしい計画でも絶対に実現しない。だから、畑中は冷静に、そして熱っぽく、医師の世界のトップに向かってこう訴えたのだった。

「命を救いたいんです」

新型感染症が爆発的に増えると、結局、医療現場に負担がかかる。コロナによって通常医療ができなくなることが問題だ。それを何とかしたい。それには今の時点でこれしかないんです。畑中は切々と訴え続けた。

最後まで聞いて、横倉は深くうなずいた。そして言った。

「よくここまで行き届いた計画をつくったね。わかった、応援するよ」

心の中で、畑中はガッツポーズをしていただろう。泣きたいくらいの気持ちもあったろう。

畑中の「コロナ情報収集チーム」が神奈川県庁内の片隅の会議室をあてがわれて発足したとき、県庁内では冷ややかな目を向けられた。「余計なことをするんじゃないぞ」と畑中らにすごんだ者もいた。周囲の反発の中で、彼は「なぜ自分はこんなことをしているのか」といった自問自答を繰り返したはずだ。

金融庁長官だった父は、彼が幼いころから「お前は社会に何ができるのか」と問い続けていた。「神奈川モデル」は、父からの問いに対する、畑中なりの答えでもあった。

地域社会に危機が迫っている。それが畑中にははっきり見えた。何とかする方法も見つけ出した。だとしたら、何もしないでいることなど、自分にはできはしない。周囲からどう思われようと、構うものか。

そうした畑中の思いが、橋本を、そして横倉を動かしたのだった。

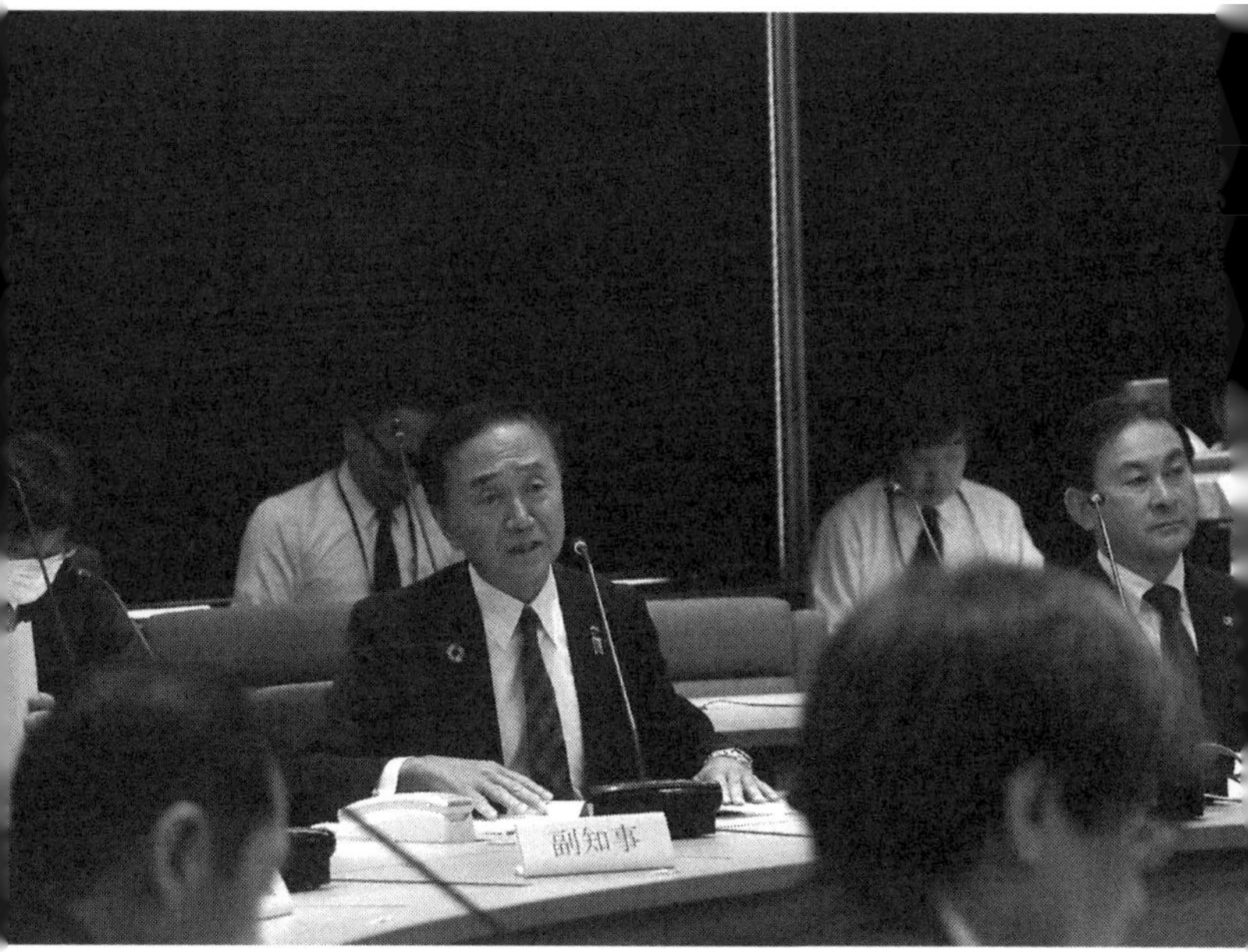

神奈川県の危機管理対策会議で発言する黒岩祐治知事

第6章　ただ使命感のために

「DP号での教訓」をもとに阿南が指摘したこと

よほど畑中がつくりあげた構想が気に入ったのだろう、横倉は3月24日に開かれた重要な会議に畑中を誘った。中央合同庁舎5号館本館17階にある大会議室で開催された「新型コロナウイルス対応に関する医療関係団体及び厚生労働省による協議会」である。参集したのは厚労省からは大臣、副大臣、政務官と審議官、局長、医療団体からは日本医師会、日本看護協会、日本薬剤師会、日本病院会など。要は国内の医療にかかわる関連官庁と団体が一堂に会した重要会議だった。

畑中の出席は全くの予定外だったが、会議の終盤、横倉本人から席を譲られ座らされた真ん中の席で、畑中は神奈川県でやった情報収集などについて詳しく話した。この時、畑中と、後ろの席から畑中を見つめる横倉の写真が残っている。

さて、厚労副大臣と日本医師会長から畑中の「神奈川モデル」への支持を取り付けることができたが、まだ重要な人物が残っていた。神奈川県の黒岩祐治知事だ。通常の施策なら知事から国レベルに上げていくのがスジだ。しかし、いまは緊急事態である。そんなことに構っていられない。それに知事はまだ畑中の「劇薬」がうまくいくかどうか心配していた。それに県レベルでは自由に使える予算も限られる。コロナ対策で病院を統廃合するのだから国にバックアップしてほしい。その確約があれば、黒岩知事は自信をもって県の感染症対策協議会に臨める。そこで、畑中の要請を受けた自見が再び間に入り、加藤勝信大臣と黒岩知事との会見がセットされた。

加藤は黒岩にこう言ったという。

「知事、この『選択と集中』というシナリオはまったく正しい。私はそう思う。予算のことは気にしないでどんどん進めてください」

この一言で「外堀」は埋まった。

さらに国の関与を明確にするため、異例ではあるが厚労省の堀岡に、神奈川県の感染症対策協議会への出席を依頼していた。堀岡は「もちろん、行きますよ」と快諾。DP号事件以降、堀岡は神奈川の動向をずっと気にしていた。「神奈川モデル」案も熟読していた。

そして畑中にこう告げた。

「選択と集中ですよ。コロナ対策はこれしかない。会議がもしもめたら、国の意向として、私が発言しますから」

そしてもう最後に1人、忘れてはならない人物がいた。DP号で患者搬送を仕切った阿南である。

阿南はDP号での支援活動終了後、本来の職場である藤沢市民病院に戻っていた。副院長として働きながら、DP号事件の全体像を論文にまとめ、米医療誌へ投稿する作業に取り掛かっていた。一方、畑中は、実行力があり県内の医療関係者から絶大な信頼を得ている阿南を、感染症対策協議会へ呼ぼうと決めていた。

畑中と阿南はお互いに知らない仲ではなかった。年齢は阿南のほうが15歳以上も上だが、ある会議で言葉を交わして以来、響き合うものを感じていた。酒席をともにしたこともある。

神奈川モデルをつくる段階でも、畑中は阿南にその考えを聞いていた。その際、阿南は「(コロナ患者を)ひとかたまりで取ってくれる病院をつくるべきだ」と答えていた。

DP号事件で、藤田医科大岡崎医療センターや自衛隊中央病院が100人単位で患者を受け入れてくれたことは、まさに「地獄に仏」だった。あんな病院があったら、患者のフォローもきっとうまくいくと阿南は思っていた。畑中も阿南の考えにすぐ同意していた。阿南を呼ぼう。理由など、DP号の経験を話してもらうとか、なんとでも付けられる。畑中はこの時、阿南に何を期待していたのだろうか。

「動かせる部隊と言ったら失礼なんですけど、何かあったときに突入してくれるチームが欲しかったんです。協議会のメンバーではなかったのですが、その役目をDMATの阿南先生にお願いしようと思っていました。どうせあとからは指揮官として医療全般をみてもらうつもりだったので、副知事から会議に呼んでもらいました」

阿南を呼ぶことが決まったのは19日の朝というから、まさに当日の朝のことだった。阿南は副知事からの電話で「夕方の会議に、来ていただけませんか」と依頼された。必要とされると逃げないのが阿南だ。県健康危機管理課の副課長からDP号事件に引きずり込まれた、あの2月4日と同じく、阿南は2つ返事で引き受けていた。

「わかりました。うかがいます」

畑中がつかんだ大勝利

3月19日、午後6時半——。

神奈川県庁本館3階大会議室で、今後のコロナ対策を決定する神奈川県感染症対策協議会が始まった。およそ2時間の予定が組まれていた。

感染症の専門家や医師会、市立病院の関係者や県内各保健所長、それから黒岩知事ら県幹部、総勢28人が顔をそろえている。

知事も厚労省も、日本医師会もみんな、畑中の案に賛成してくれている。だが、畑中に不安がないわけではなかった。病院関係者も保健所長は現場にいる。現場がそれでいい、と言ってくれない限り、自分が苦労してつくりあげた案は水泡に帰してしまう。現場は得てして、想像もつかない理屈を述べることがある。そうなったとき、どうすればいいのか……。

不安を抱えたまま、畑中は会議に臨んだ。

まず「県内における新型コロナウイルス感染症患者の発生状況等について」。畑中は資料の項目に基づいて説明を始めた。最新の、現場の生の声を伝えるデータは、出席者にとって、初めて見るものだったろう。驚きの声と、ため息が会場に充満した。そのあと議題は、「新型コロナウイルス感染症患者が増加した場合の対応について」。そして「今後の対応」へと続いていく。

質疑はあったが、畑中が答えられないようなものはなかった。「神奈川モデル」の説明はすべて受け入れられたようにみえた。

ところが――。

会議の終盤になって、阿南が手を挙げ、意見を言った。

「すごくいいんだけどさ……」

そう前置きして、阿南は言った。

「『中等症』っていう概念を入れたほうがいいと思うんですよ」

「選択と集中」という基本コンセプトは、阿南も事前に資料を見ていたから賛成だった。ただ、災害医療ではごく当たり前の「中等症」という概念がないのが、阿南は不満なのだという。

阿南の意見は、つまりこういうことだ。

行政の文書には得てして「軽症」と「重症」の区分しかない。ところが、災害医療の現場ではそうではない。直ちに治療しないと死に至る「重症」と、治療を後回しにできる「軽症」の間に、「中等症」という概念がある。

「中等症」とは、いますぐ救命措置を取らなければ死に至る、というほどではないが、手厚い医療的な管理が必要な状態のことだ。

この新型コロナウイルス感染症の患者で大半を占めるのは軽症・無症状者である。この人たちを入院させてはならない。病院がダウンしてしまうからだ。だから、軽症・無症状者は自宅か宿泊施設で療養させ、一方、残りの患者は病院で厳重に管理する。そして、もし病状が急変したら、さらに人工呼吸器やECMO（人工心肺装置）を備えた高度な医療機関に搬送する。そうした体制にしなければ、と。その意味で、「軽症／重症」の2分法ではなく、その中間の「中等症」に着目するほうが実態に近い——。阿南はそう指摘した。

ダイヤモンド・プリンセス号の経験から出た指摘だった。搬送活動を仕切った阿南の意見は重い。県内の病院関係者も保険所長たちも、前の月に、阿南が血を吐くような苦労をしていたことを知っていたし、自分たちも「軽症／重症」の2分法だとパニックになることを体感的に理解していた。

さきほどまで、畑中の流暢《りゅうちょう》で完璧な説明に飲まれていたような会場は、一瞬で阿南の意

図1　神奈川モデル（ハイブリッド版）

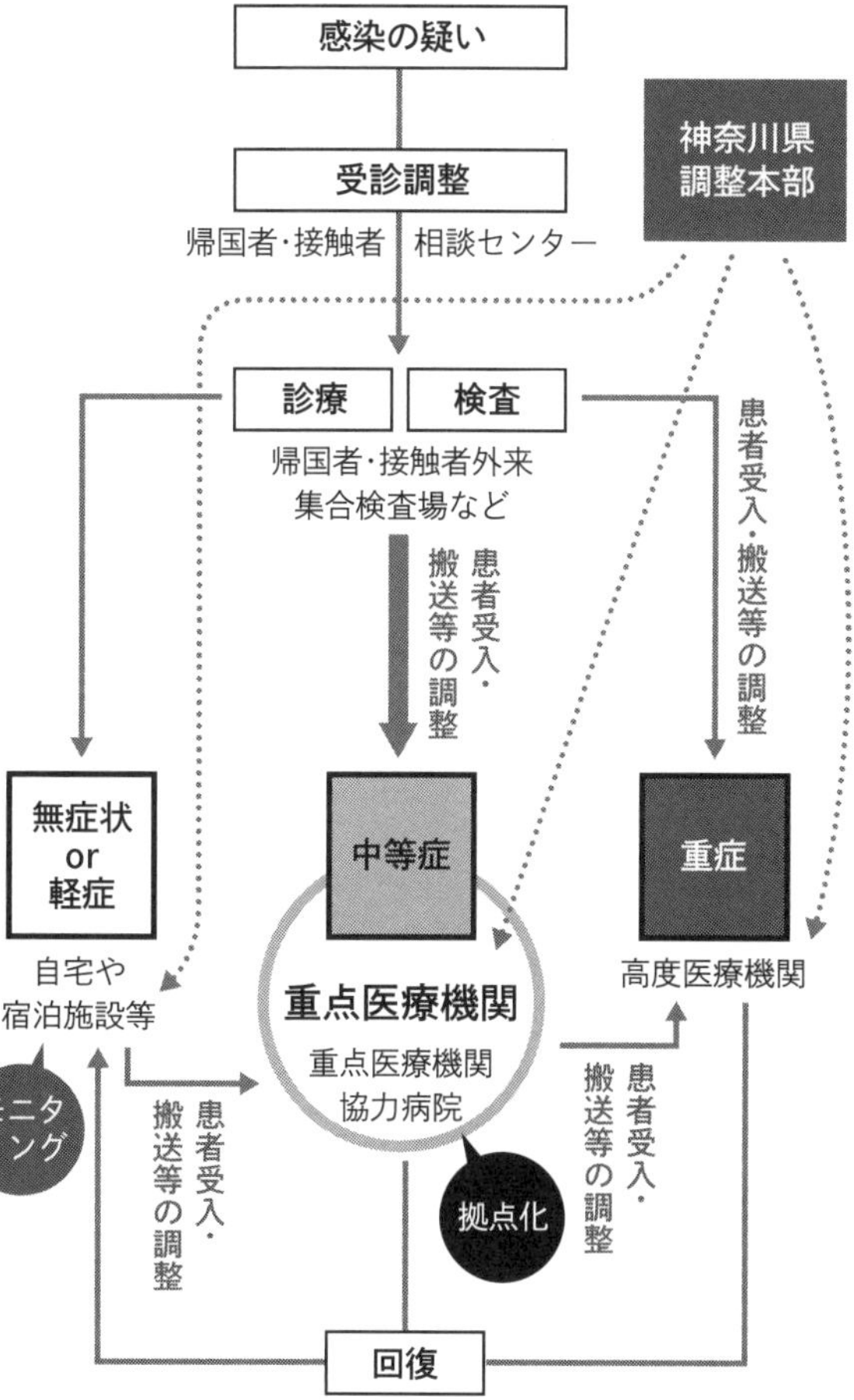

出典：神奈川県 HP

見に動かされていった。会議では結局、阿南が出した「中等症」の概念を追加する形で、畑中の「神奈川モデル」の採用が決定されたのだった。

この「神奈川モデル」は、会議の一切を聞いていた堀岡らの手によって厚労省へと持ち帰られる。その後、国のコロナ対策全体が、この「神奈川モデル」を下敷きにして設計されることになった。このことは、あまり知られていない事実である。

「船内の感染対策がずさん」「政府の対応は後手後手」から、はたまた「乗員乗客の人権を無視している」まで——。DP号事件は日本中、いや世界からの激しい批判にさらされた。だがそうした逆風に耐え、「救える命を救いたい」の一念から支援を続け、さらに「その体験を次につなげたい」という者たちの意志が、「神奈川モデル」という形で実を結んだ。しかも、それは国の対策モデルにもつながっていくのである。

「また、地獄が始まったんです」

ただ、どうだろう。「神奈川モデル」を一からつくり上げたのは、あくまでも畑中だった。それなのに最後の最後で、阿南の意見が中核となる概念として取り入れられることになった。畑中には不満はなかったのだろうか。

「『あんたら、資料渡しておいたんだから、先に言ってよ』っていう感じでしたね（笑）。ただ、僕は医療者ではないので、リソースをどう分配するかということを考えてモデルをつくっていました。一方、阿南さんや堀岡さんは医者だし、DP号事件を経験しているから、医療的な問題として『中等症』が必要だと訴えたわけです」

後日、会議に出席した病院関係者に話を聞くと、畑中案にそのまま乗ることに抵抗があったと明かした。神奈川県の病院関係者や保健所長たちの間で畑中は無名だったからだ。

「阿南先生が、あそこで手を挙げて意見を言ってくれたから、賛成できた。それがなかったら、どうなっていたかわからない。阿南先生がいうなら、たぶん大丈夫だろう、という雰囲気があった」

阿南も自分の役回りをよく分かっていた。

「畑中さんは天才です。コンセプトを示し、それに沿ってモデルを構築していくあの能力はすごい。でも、神奈川県の医療界では知られていなかった。そのことをわかっていたから、私を使ったんだと思います。それはそれでいいんですよ」

「神奈川モデル」のことは一般にはあまり知られてはいない。だが、その中の「中等症」の考え方は、コロナ対策の重要なコンセプトとして全国へ広まっていく。これは阿南の功績といっていい。だが、阿南は最後にこうも言った。

「その次の日から、また、地獄が始まったんです」

DP号事件の緊迫した状況を乗り切り、やっと普通の生活に戻ったばかりの阿南だったが、それから1カ月もたたないうちに、再び神奈川県の対策本部に呼ばれることになった。そこで阿南は畑中と「ツートップ」として、しばらくの間、コロナ対策本部の実務を仕切った。そうして畑中が厚労省本省の対策本部に引き抜かれたあとは、「医療危機対策統

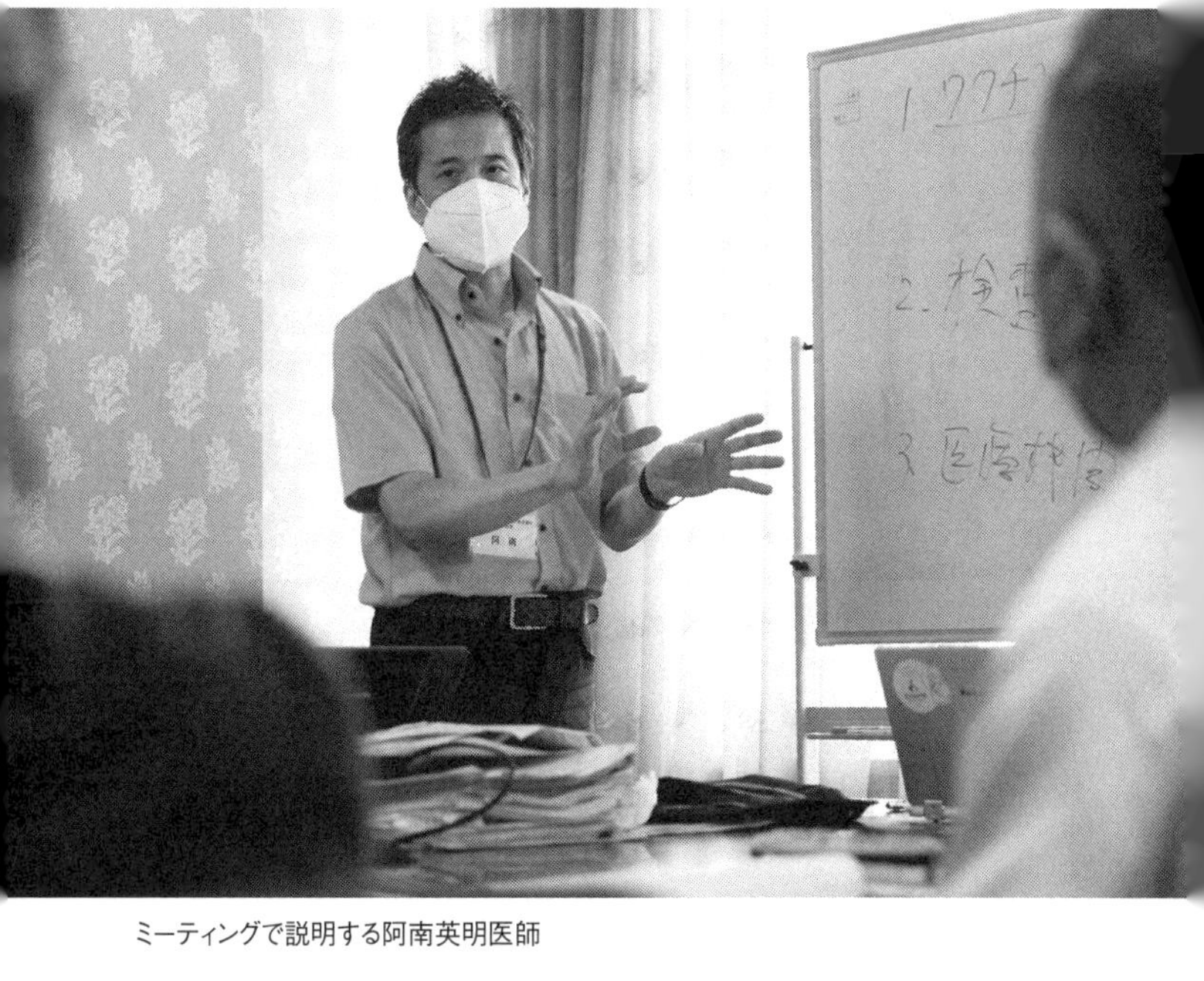

ミーティングで説明する阿南英明医師

括官」として現場を切り盛りすることになる。

そうした日々のことを阿南は「地獄」と表現した。

ただ、阿南の表情は決して暗いものではなかった。彼は普通の人なら竦んでしまうような厳しい現場が好きなのだ。そうとしか思えない。

神奈川県感染症対策協議会が開かれた3月19日の翌日は春分の日で休日だったが、阿南は仕事に出た。3月21、22日の土日も彼は県庁に行き、3月25日の記者会見の打ち合わせをしていた。この日、初めて知事から県民に向けて「神奈川モデル」が発表される。

その前に、もうひとつ大事な仕事が残っていた。患者数の増加に応じた対策のための、「フェーズ分類」の作成である。どのくらいの患者数になったら、どんな対策を打つのか。逼迫度が増すと、厳しい対策が打たれる。その段階ごとの線引き、である。具体的には表7のように決めた。

モデル公表当時、重症患者は20人以下だったので「フェーズ0」。だが、重症が20〜100人程度（中等症は100〜500人程度）に増えれば「移行期＝フェーズ1」となり、「一部医療の抑制」が始まる。さらに感染が広がって100〜300人（同500〜250

表7　フェーズに対応した病床確保

	フェーズ0	フェーズ1 移行期	フェーズ2 蔓延期
重症患者数	20人まで	20人から100人	100人から300人
病床確保		60から300床	
中等症 患者数	100人まで	100人から500人	500人から2500人
病床確保		240から2500床	
新型コロナ 感染症 医療体制	感染症指定 医療機関	高度医療機関 重点医療機関 (軽症者の自宅・ 宿泊施設療養)	高度医療機関拡充 重点医療機関拡充 軽症者の自宅・ 宿泊施設療養
他の 医療体制	平時医療 継続	一部医療の抑制	一部医療抑制の 継続・拡大

出典：神奈川県 HP

0人）規模になれば、「蔓延期＝フェーズ2」となって「一部医療抑制の継続・拡大」となる。病床数は、「移行期」以降は、重症病床が60〜300床、中等症病床が240〜2500床の確保を目指すこととした。

半年以上たって、コロナの第3波が襲来した際、この「フェーズ」の概念はメディアを賑わすことになる。政府による緊急事態宣言発令の判断基準となるからだ。

ところが、阿南は3月末の時点で、その「フェーズ」の概念を使い、患者の増加数と医療体制のレベルアップをリンクさせていた。神奈川モデルは固定した医療体制モデルではない。感染拡大の状況に応じて変化させなくてはならないからだ。その基礎となる患者人数については「ひらめいた」と彼はいう。

「当時、感染者の推計モデルが出ていました。陽性患者が何人出たら、そのうち重症患者は何パーセントというのはわかっていた。一方で県内病床の受け入れ余力は決まっていますから、そこから患者数の目安をつくっていきました。あとは、現場でやってきたカンです。このくらい急増したら、ベッドはこれくらい必要だろうな、と。近藤に電話して意見交換したら、『そんなところだろうな』と同意してくれたんで、自信が持てました」

3月25日に「神奈川モデル」を発表した時点では、医療の逼迫度は「フェーズ0」、つまり「平時」だった。だがそのあとは、第2波、第3波の「戦時」がやって来ることは確実視されていた。ということは、今後、県内の病院を「選択と集中」というコンセプトで整備し、コロナの中等症患者を重点的に受け入れる医療機関をつくっていかなければならない。「神奈川モデル」というピカピカの看板はできても、これから各病院を説得し、重点的にコロナ患者を受け入れる機能に転換してもらうという気の重い作業が待っていた。

記者発表資料には「フェーズ1」「フェーズ2」までしか書かれていない。その先の「フェーズ3」については、あえて省かれた。それはまさに「医療が必要な人に対応ができなくなる状況」、つまり「医療崩壊」の事態である。そうさせないために、このモデルが全国に先駆けてつくられたのだ。動き出すのは、今しかない。

阿南が語ったこの言葉を、もう一度、噛みしめてみたい。

「コロナでやられるんじゃなくて、コロナのために他の医療ができなくなる。それが医療崩壊なんです」

やらないという選択肢はない

患者が爆発的に増えて医療が崩壊する前に、準備をしておく必要がある。新型コロナウイルス感染症は潜伏期間が長い。いったん広がり始めたら、もう手が付けられなくなっている。危機感を共有しながら、先手を打つしかない。

そのための大事な手立てが、「重点医療機関」の指定だった。コロナの中等症患者を専門に扱う病院を予め指定しておく。病院の新設には費用も時間も足りないから、大きな病院の中で病棟などをコロナ専用に転換するしかない。

しかし、当然のことながらこの作業は難航した。

火災現場で、消火活動を行うのは大変な作業ではあるが、ある意味、単純な作業でもある。誰もが「火を消さねば」とわかっている。協力もしてくれる。だが、火がついたわけでもない家屋に、火事の危険があるといって、水を撒こうとすればトラブルになる。誰にも火事の切迫感がないからだ、

阿南が中心となって、普通の病院に「重点医療機関」への転換を依頼する作業が4月から始まったが、それは気が滅入る仕事だった。4月2日には県立病院、大学病院などを対

象に重点医療機関院長会議が開かれたが、会議には暗い雰囲気が漂っていた。

阿南の説明に、こんな声があがった。

「何ですか、これは病院をいくつか潰すという計画なんですか。聞いてない」

「阿南先生がおっしゃっていることは分かる。でも、簡単には決められない」

この種の会議ではありがちな、総論賛成、各論反対という姿勢である。ただ阿南はそうした人たちに向かって「ご意見を聞かせてください」とは決して言わなかった。ひと言、

「これでお願いします」

と言って、ひたすら押しの一手で通した。病院長たちの気持ちはわかるが、議論している時間がない。頭を下げるしかない。

この時点でコロナ専門病院の設置に動いた自治体は、ほとんどなかった。DP号事件を経験した神奈川県は圧倒的に先行していた。

関係者はみな、「選択と集中」のコンセプトで対応するしかないと理解していた。コロナ患者が近くの病院にそれぞれ行ってしまったら、一般医療ができなくなる。それ以前に、まずどこも受け入れようとしない。だから専門の病院をつくってそこに集中させるしかないのである。だが、だからといって名指しして「おたくで受け入れてくれ」などと言いだ

せるはずがない。いったんコロナ専門へ転換したら、風評の問題も発生する。経営上の大問題にもなってくる。

神奈川県内の病院には、DP号事件を通じて、新型コロナウイルスの恐ろしさを肌で感じた経験があった。だか、そういう下地があってもなお、阿南らにとって、気の重い作業だった。

対策本部は「営業チーム」をつくって、県内の各病院を回り、頭を下げ続けた。当初の目標は「蔓延期＝フェーズ2」の中等症患者予測数に対応するための2500床の確保である。

阿南がまず出向いたのは、県立病院を統括する県立病院機構の吉川伸治理事長のもとだった。県立足柄上病院と県立循環器呼吸器病センターをとりあえず、重点医療機関にしたいと考えたからだ。

県が「神奈川モデル」で乗り切ろうとしていることは、すでに知事が会見で表明している。実際、知事からも副知事からも電話連絡を受けていた。副知事をしていた吉川は、阿南の来訪意図について十分すぎるほど理解していた。

ただ、吉川は、阿南がどんな顔で、何というか知りたかった。その雰囲気から、対策本部を仕切っている阿南の本気度を値踏みしようとしていた。

そこに阿南はいきなり斬り込んだ。

「重点医療機関として、県立病院が先兵になってもらえませんか」

「ぜひ、先陣を切ってほしい」

県知事が方針を示したのだから、県立病院側が「NO」と言えるはずはない。だが、どの程度の「YES」なのか、どの程度協力すればいいのか。ほかの公立病院や大学病院は、県立病院がどういう対応をするか、固唾《かたず》を飲んで注目している。こういう雰囲気はすぐ伝わる。だから阿南は部下には任せず、県立病院のトップの吉川に直接会いに来たのだった。

真剣さが伝わり、吉川の心は動いた。

古川は3月19日の県感染症対策協議会にも出席していた。その時に阿南が言った台詞を鮮明に覚えていた。

「コロナうんぬんというより、ほかの大勢の県民の命と健康を守るためにやるんです」

畑中の流れるような説明だけ聞いていても、すとんと腹に落ちるものがなかった。だが、阿南のこの「県民の命を守るために」という言葉を聞いて、心が動き、神奈川モデルに賛成した。

この日も、心が動いた。

阿南にはなぜか青臭い台詞が似合う。時代がかった、先兵とか、先陣とかいう言葉も、彼の口から出ると不思議に生き生きとしてくるのだ。

「わかりました。やります……」

古川は、そのときもそれからも、決して「できます」とは言わなかった。

足柄上病院の264床と、循環器呼吸器病センターの219床をコロナ専門に転換するのは大変なことだ。本当にできるかどうかまだ確信がもてない。現時点でできるとは言えない。だが、やるしかない。

まず、病床の7割ほどを占めていた患者を近くの病院に転院させる必要がある。足柄上病院では最終的に、約180人もいた患者を10人にまで減らした。これがどれだけ大変な作業だったことか。それから、通常の3倍ほど必要だとされる看護師ら医療スタッフの確保も問題だった。本当にそんなに人を集められるのか。現在在籍しているコロナ感染症対応とは関係のない、耳鼻科や眼科といった診療科の医師はどうするのか。ほかの病院に行ってほしいなどと簡単に言うわけにはいかない。非常にデリケートな問題だ。

そして何より、これまで担ってきた地域医療の役割はどうするのか。救急搬送は止めるしかない。だとすれば、近隣の他の病院に負担をかける。負担増にそれらの病院ははたして耐えられるのだろうか。コロナ対策によって、地域医療が崩壊してしまえば、元も子もない。

最後は経営の問題がある。コロナをいったん受け入れた病院に、収束後、患者が戻ってくるかどうか。政府や県は全額補償してくれるのか。期待できない。

まさに難問のオンパレードだった。それでも、やらない、という判断はなかった。

こうして、神奈川県は全国にさきがけて、重点医療機関、つまり感染症が拡大し始めたらコロナ患者を専門的に受け入れる病院のシステム運用を始めた。その先陣を切ったのが、神奈川県立の2病院である。

吉川は当時を振り返る。

「まさに、『病院のトリアージ』という感じでしたね。国内最初の陽性患者が出たのが神奈川だし、何よりDP号事件があった。あのころは『有事』という感覚がありました。だから決断できたんです。『平時』だったら侃々諤々《かんかんがくがく》で、まったくまとまらなかったと思います」

誰もやらないなら、自分がやる

もうひとつ。「神奈川モデル」には、実に味わい深い部分がある。

全体としては「選択と集中」「中等症」という新しい概念を導入した大胆な医療体制モデルだが、同時にキメ細かさも兼ね備えているのだ。

たとえば「疑似症との戦い」という項目。コロナウイルス感染症は、発熱や倦怠感など、症状が従来型のインフルエンザと似ていて判断が難しい。それが現場のストレスとなることについて、前もって注意を呼び掛けている。

また、「周産期の妊婦」「透析の患者」「精神科」「小児科」の4つの診療科については、特に別建てのケアが必要だとしている。「小児科」には「保護者不在時」と注意書きしている。子供がコロナにかかること自体も大変だが、その子に親がいないときにはさらに手厚いケアが必要だということだろう。「精神科」では措置入院者の問題や認知症の人が陽性になったときにどういうケアが必要か、どうやってコミュニケーションをとればいいかなど。その内容は一つひとつ、実に目配りがきいている。

実は「神奈川モデル」において、緊急対応に関する部分は全体の6割なのだと、阿南は言う。あとの4割は、こうした個々の複雑な事情への対応策であるべきだ、と。

これらは現場の声を丹念に集めた成果なのだろう。各現場のスタッフがそれぞれの持ち場で起こる問題を、想像力を働かせて考えた。吉川の県立病院からも具体的な提案があった。それらをもとに、緻密なモデルがつくられていった。

◆

その後も新型コロナウイルスは、しぶとく生き残っている。まるで人間の弱みを突くかのように、第2波、第3波の攻撃をしかけてきている。一方、畑中と阿南がつくりあげた「神奈川モデル」は、県民の命を守るために、バージョンアップを重ねている。

ちなみに、畑中がつくりあげた「情報収集システム」は、その後、厚労省と内閣官房によって「新型コロナウイルス感染症医療機関等情報支援システム（G－MIS）」となった。

こうしてみていくと、日本のコロナ対策は「神奈川由来」といってもいいくらいなのだが、このことはあまり知られていない。

2月3日、横浜港に停泊したダイヤモンド・プリンセス号で感染拡大が認知された時から、阿南と近藤、堀岡、そして畑中の「コロナとの闘い」は始まった。最初の1カ月は船内で判明した多数の患者の対応に追われたが、収束した後、今度は医療崩壊を防ぐために、彼らは身を粉にして働き続けた。

なぜなんだろう。素朴な疑問がわいてくる。

なぜ、彼らは自ら困難な状況の中に飛び込んでいくのだろう。

「使命感かな」

阿南に聞いてみると、そんな答えが返ってきた。

「誰もやらないんだったら、自分がやるしかないじゃないですか。近藤も堀岡も畑中も、みんなそういう使命感だけでやってる。他に理由なんかないですよ」

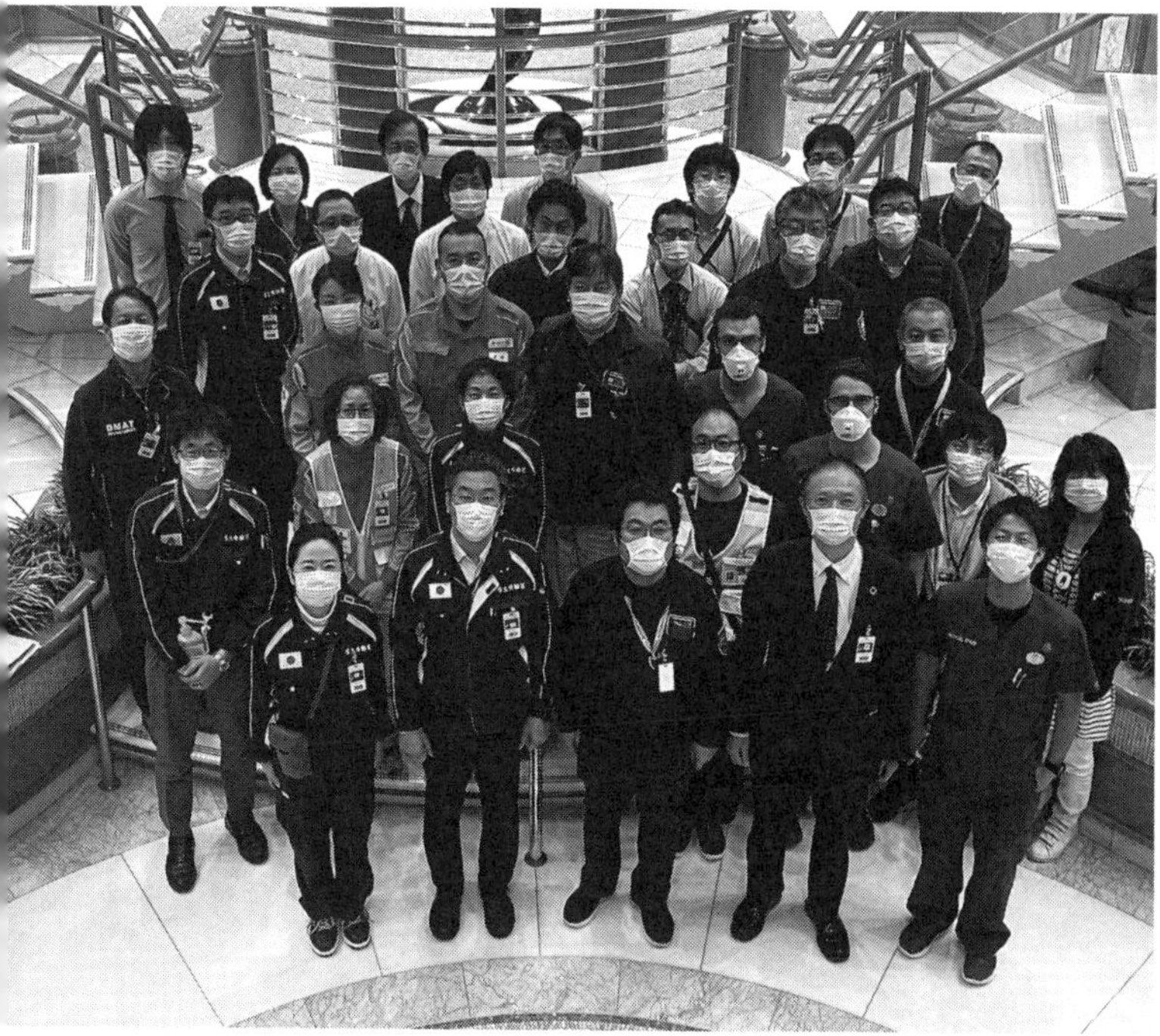

ダイヤモンド・プリンセス号の船内で=堀岡伸彦氏提供

あとがき

　２０２１年1月。ＤＰ号事件が収束して10カ月たったころ、厚労省ＤＭＡＴ次長の近藤から「まもなく東京に戻ってきます」というメールが届いた。久しぶりに会いたかった。東京・日比谷公園前のホテルの喫茶コーナーで待ち合わせた。

　パソコンや資料、たぶん着替えなどが詰まっていて重そうなキャリーバックをころころ転がし、彼は時間どおりに現れた。東京ではあまり見かけない分厚いコートと襟巻の防寒重装備姿だった。聞けば、公園の反対側にある本省で会議があって、それを終えたらすぐ、北海道に再び帰るという。そうか、帰る、という感覚なのか。寒波に見舞われている北海道はまだ、コロナ陽性患者が増えており、彼は支援を続けているらしい。

　3月にダイプリ事案が収束したあと、近藤はＤＭＡＴの地域支援チームを率いて全国を飛び回っている。その派遣先を聞いてみた。

▽4月＝札幌市の集団感染が起きた介護老人保健施設
▽5月＝松山市の集団感染が起きた病院
＝北九州市の感染患者急増
▽6月＝札幌市の集団感染が起きた住宅型有料老人ホーム
▽7月＝熊本県、豪雨被害
〜8月＝熊本県長洲町の集団感染が起きた造船大手の事務所
＝熊本県山鹿市の集団感染が起きた介護老人保健施設
＝沖縄県、感染患者急増
▽10月＝熊本県阿蘇市の集団感染が起きた病院
＝青森県弘前市の集団感染が起きた飲食店や病院
▽11月＝埼玉県和光市の集団感染が起きた病院
▽12年＝患者急増の札幌市や自衛隊が派遣される事態となった旭川市

まさに息をつく暇もないといったペースでの全国行脚である。近藤の、コロナとの闘いは、まだ続いていた。ひとつの現場が終わると、また次へ。東から西へ、南から北へ。間に九州・熊本の豪雨による広域被害地区を歩き、そして再び集団感染の現場へ。介護施設の支援のほうが、医療スタッフが少ない分、病院より大変だ、という。

スーパーマンのように超人的な力を発揮して、混乱している病院・介護施設のスタッフを救うのではない。そんなことはできるはずもない。現場の人たちの「困りごと」に聞き入る。そして災害医療のプロとして、必要であれば、「物資調達」をする。「患者搬送」をする。さらに医療者が不足していれば「診療支援」をする。

やっていることはDP号のときと同じだ。

自衛隊のように、派遣が決まっただけでニュースになることもない。DMATは人知れず、静かに活動している。彼が新人教育のときに話すという、赤十字救護看護婦、竹田ハツメの言葉が思い出される。

「裏石のように目立たずとも人々を支える人間になることを望みます」

まさに、その言葉通り、裏方に徹して支援している。

各地の感染者集団（クラスター）を出してしまった病院や高齢者施設に行くと、当然のことながらスタッフは落ち込んでいる。彼らを責めても始まらない。大切なことはそこに踏みとどまって立ち直ろうとする人たちを勇気づけることだと、近藤は言う。

「たとえば地震で半壊した病院に行って、『耐震構造』の話をして責任者を責めても始まらない。感染症も同じですよ。まず『みなさんは悪くない』と宣言します。そして『これは災害なんです』と伝えます。災害だからわれわれ（DMAT）が来ている、と。そして床で寝ているような人たちにきちんと宿泊場所を確保し、スタッフ同士で言い争うのもやめさせて、『困難を乗り切るためみんなで力を合わせましょう』と言うんです。これがクラスター支援の第1歩です」

DP号事件後も闘い続けているのは、近藤だけではない。

厚労省の堀岡は昇任して医療機器政策室長になったけれど、そのまま厚労省2階の対策本部に詰めている。そして目の前の事態に対処するのと同時に、彼は日本の医療体制全般について考え始めていた。いや、以前から医療界の重大な問題だったことが、このコロナ禍で表面化したと感じている。

日本の医療体制には①医師数がOECD諸国平均に比べて少ない②医師の労働環境が過酷③病院数が多い――という問題点があり、この三位一体改革が必要なのだと言う。欧米より病院数は多く、コロナ患者は圧倒的に少ないのに、なぜ、こんなに簡単に「医療崩壊」の危機にさらされているのか。そのカギは、日本の医療体制そのものにあると、彼は考えている。

たぶん、コロナ禍収束ののちには、このテーマは大きな政治課題になっていく。改革するには高いハードルがあり、たくさんの敵もいるだろう。しかし、彼はクルーズ船内では、「乗客の命がヤバいんです。助けなければ」として裏方に徹した。それは官僚として勇気のいる行動だったし、現場の1人ひとりの命を守る立場に立っていた。上司より、国民の側の視点で医療改革を進めていければ、感染症に強い、柔軟性のある医療体制ができていくと信じたい。

畑中は、「神奈川モデル」をつくりあげた実績、とりわけ、あの「全病院調査システム」を構築した能力を買われ、厚労省に引き抜かれた。20年6月から健康局参与（新型コロナウイルス感染症・情報戦略担当）なって、コロナ情報を統括している。各病院の感染症に関する状況を調べるための厚労省のシステム「新型コロナウイルス感染症医療機関等情報支援システム（G－MIS）の下敷きになるシステムをつくり上げたのだから、当然だろう。彼を台湾の有名なデジタル相になぞらえて「日本のオードリー・タン」と評したネットメディアもあった。そして、2020年末、彼はさらに内閣官房副長官補付情報戦略調整官となり、首相にも直接、説明に行けるポジションになった。

トントントンと出世魚のような昇進ではあるが、彼にとって肩書は「仕事がしやすいから」というだけのものにすぎない。

彼が言った言葉が忘れられない。

「僕にとって、『あなたの医療』がすべての原点なんです」

「大きな存在」だった母を亡くし、その保険金の請求をやっているうちに感じたシステムの使い勝手の悪さ、不具合をなんとかしたい。その気持ちから構築したのが、医療保険の横断的照会と保険金申請を代行する事業「あなたの医療」である。そしてそれは、ICTを使って社会を変えたい、という彼の人生の目的とも合致したのだった。

出世とか、それにともなう肩書とか、そういうものには、彼はあまり関心がない。あったら、まあ便利、というくらいの感覚であることは話していてよくわかる。彼がやりたいのは、インターネットとつながった端末で医療、そして社会をよりよく変えていくこと。そのために、身を粉にして働いている。

最後は、阿南である。

神奈川県医療危機対策統括官となり、県のコロナ対策を仕切ってきたことはすでに書いた。そのため彼は、20年秋以降、第3波による「医療崩壊」の危機に際しても、最前線に立っていた。

考えてみれば、同年2月のDP号事件以降、ずっと現場に近いところにいる彼こそ、日本でいちばん長く、コロナに向き合って来た人物かもしれない。

発生当初から政府に助言してきた専門家たちは大勢いる。救急救命の現場で、いまもコロナ陽性患者の治療にかかわっている医療者も多い。ただ、阿南は最初からDP号事件とかかわり、統括官になってからは現場にいる多職種の人たちの声を聞き、判断し、そのうえで県としての取るべき案を知事に助言する立場に、つごう10カ月近くいる。

働きすぎなのではないか。過労で倒れるのではないか。時々、心配になる。

大規模集団感染事件が横浜港に寄港した大型クルーズ船で起きた。その危機をバネにして、全国にさきがけ、先駆的な対コロナ都市型医療体制「神奈川モデル」ができた。これは究極の危機を教訓にして、新しい施策につなげることができた珍しいケースだろう。こんなモデルを持っている都道府県を私はほかに知らない。

それでも、人口の多い横浜市などで陽性患者が爆発的に増え続けた。秋以降、年末から年が明けても、医療体制はひっ迫した状態が続いている。

事態が深刻になるにつれ、「神奈川モデル」はことあるごとにバージョンアップをされてきた。20年12月、コロナ感染者の入院基準を見直し、点数化したスコアを基に優先順位を決める仕組みを導入したことは、その最たる例だろう。たとえば基礎疾患を持つ高齢者らは無条件に入院させてきたが、これだと病床がすぐ満杯になる。そこで、基準を点数化して可能な限り、軽症や無症状の高齢患者をホテルや自宅で療養してもらうことにした。全国どこでも病床はひっ迫している。神奈川県はその対策のひとつとして、「入院基準のスコア化」を提示したのである。

阿南はそのとき、さかんにテレビ番組に出演し、「現場の逼迫状況」を直接訴えた。さらに、「これが現場の正直な声なのです。こうして中等症のベッドを空ければ、重症化の患者に人手を回せます」などと語りかけた。私の記憶では、NHKはじめ在京テレビ局のほとんどの報道番組、ワイドショーにまで出たが、いつもは辛口として知られるキャスターたちも好意的な反応を見せていた。

ところが、その矢先だった。軽症と診断されて療養中の50代の男性患者が亡くなるという事案が発生する。「入院基準のスコア化」導入から5日もたたずに。せっかくの先進的な取り組みが、最初の段階でつまずいた形となった。

それでも阿南は、その場を取り繕うことはしなかった。深夜に会見を開いて説明した。ここでも自分の取り組みの正しさを言い募ることはせずに、愚直に原因を探ろうとしていた。そうすることが、よりよい改善策が見つかると、彼は信じていた。私は連日、無料通信アプリ「LINE」で彼とやり取りしていたから、それがわかる。

彼はこんなメッセージを送ってきた。

〈医学、医療は一人ひとりの命の積み重ね。そのための最適化を目指している。私達はそれ以上でもそれ以下でもない。〉

〈病気は仕方ない。でも患者にベストな医療を提供する義務がある。〉

〈本当の最適化はなんだろう。患者に最適の医療を提供すること、医療提供できる最適な仕組み？　医療提供が必要になる不幸を回避させる施策の提供？〉


〈わからない〉


そう、彼は自問していた。

改めて、医療とは何なのだろう、と。

「救えるいのちを救いたい」。ずっとそう考えがむしゃらにやってきた。DP号に新型コロナウイルスが襲ってきて、通常の医療ができなくなった。あれは「大災害」だった。それが1年たっても続いている。災害なら、平時に戻さなければならない。

だから彼は「復興」という言葉をよく使った。必要な人に必要な医療を届けられる。それが復興なのだと。

もう一度、直接問うてみた。

なんのために、そこまで苦労するのか。

彼がＬＩＮＥで返してきた言葉はこうだった。


〈おそらく自分の人生観が「ひとのニーズに応える」だったのだと思う。医師としても、ニーズ、求めを感じ取って救急医やって、災害医療やって、今回もコロナやっている。今進めている施策はいずれも、皆が結局何をしてほしいのか？　どうなら幸せなのか考えると割とシンプルな答えに行き着くのですね。あとはそれをわかりやすく説明し納得させる作業をしてる。〉


阿南も近藤も堀岡も、そして畑中も。みんなヘンな人たちだった。本省の指示には従わない、「救える命を救う」なんて青臭いことを平気で言い、寝食忘れて人のために時間を使う、ヘンすぎる変わり者たちだ。

忖度ばかりするのが官僚だ、カネ儲けのことばかり考えるのが医者だと思っていた。固くそう信じていたところに、私は彼らに出会ってしまった。

これからまだしばらく、たぶん数年以上、コロナとの闘いは続いていくのだろう。すべてをスパッと解決してくれるヒーローなど出てこない。だけど、彼らのように、ただひたむきに「ひとのため」に頑張ってくれている人間がいたのだ。
日本はまだ、捨てたもんじゃない。私はうれしくなった。

瀧野隆浩

著者紹介
瀧野隆浩（たきの・たかひろ）
1960年、長崎県佐世保市生まれ。毎日新聞社会部専門編集委員。防衛大学校卒業後、毎日新聞社に入社、社会部記者として宮崎勤事件等を担当。「サンデー毎日」編集次長、本紙夕刊編集次長、前橋支局長などを経て現職。防衛大出身記者として自衛隊および自衛隊員を様々な角度から取材するほか、現代社会における家族の病理や高齢者問題など、「生と死の境界領域」の取材を続けている。『これからの「葬儀」の話をしよう』（毎日新聞出版）、『宮崎勤精神鑑定書』『自衛隊指揮官』（ともに講談社）、『自衛隊のリアル』（河出書房新社）など著書多数。

装丁 秦 浩司
図版作成 WADE
DTP 松嵜 剛
校閲 小栗一夫

世界《せかい》を敵《てき》に回《まわ》しても、
命《いのち》のために闘《たたか》う
ダイヤモンド・プリンセス号《ごう》の真実《しんじつ》

印 刷 2021年3月20日
発 行 2021年4月5日

著 者 瀧野隆浩《たきのたかひろ》
発行人 小島明日奈
発行所 毎日新聞出版
〒102-0074 東京都千代田区九段南1-6-17 千代田会館5階
営業本部：03（6265）6941
図書第二編集部：03（6265）6746
印刷・製本 中央精版

ISBN978-4-620-32678-8